La Fuerza Dentro

Cartas a un intruso

Sandra Jaramillo

Prólogo del Doctor Santiago Rojas Posada

A mi tesoro de amor, Nicolás.

No podía haber sido de ninguna otra manera, necesitaba vivir cada una de las experiencias para despertar, tomar conciencia, sanar, recuperar la coherencia y estar entonces preparada para recibirte llena de amor y paz, sintiendo el inmenso privilegio de ser tu mamá.

"Para alcanzar la verdad, es necesario una vez en la vida, desprenderse de todas las ideas recibidas, y reconstruir de nuevo y desde los cimientos todo nuestro sistema de conocimientos."

René Descartes

"Tú eliges hacia dónde y tú decides hasta cúando, porque tu camino es un asunto exclusivamente tuyo."

Jorge Bucay

PRÓLOGO

Hoy en día ya no se escriben cartas, ni siquiera entre los enamorados, pues los modernos tipos de comunicación han reducido en espacio y tiempo los escritos personales, lo que ha restado sinceridad y profundidad en cada uno de ellos. Los audios, pero sobre todo las fotos y los videos actuales como medio de contacto, han impedido hacer volar la imaginación como mágicamente ocurría en antaño cuando a nuestras manos llegaba una carta con relatos de la vida, vivencias y sentimientos que nos compartía un ser querido.

Recuerdo que las últimas cartas que escribí, similares, datan del siglo pasado; contenían los relatos de mis experiencias en diversos viajes, a quién fuera entonces mi novia, actualmente esposa; escritos que ella conserva como un tesoro, que de tanto en tanto, al releerlos, vuelven a revivir sentimientos que perduran sin tiempo ni espacio. Lamento por lo mismo no conservar ningún escrito recibido de seres queridos en aquel entonces, lamento haber perdido esa posibilidad de disfrutar hoy de un relato que motivaría recuerdos con visos de eternidad.

Por lo anterior ilusiona ser Recnac y sentir el corazón de Sandra en cada una de sus letras. Sentir esa profunda amistad que va en aumento en cada relato. Sentir que lo ocurrido solo lesionó una parte de su cuerpo, sin embargo, fortaleció su alma haciéndola más presente en toda su vida. Sentir que en realidad valió la pena todo lo vivido, y que, al hacernos partícipes de los detalles, nos convierte en ese amigo "íntimo" que puede gozar en realidad la transformación en su proceso.

Estimado lector, tuve la oportunidad de participar, con muchas otras personas, de la historia del encuentro de Sandra con la enfermedad. Tuve la oportunidad de verla de nuevo resurgir cual ave Fénix en cada uno de los procesos de su vida, y llegar aún mejor y más lejos, a cada una de sus renovadas metas. Tuve la oportunidad también de ver cómo su aprendizaje derivó en la ayuda a que otras personas aprendan a evitar o a saber sobrellevar de mejor manera su encuentro con diversas adversidades en su vida. Vi entonces cómo el conocimiento obtenido por la propia experiencia se puso en práctica gracias a su sincero amor a los demás, creando salud en otras personas.

De lo que no había tenido oportunidad, hasta ahora, fue de disfrutar de sus cartas a ese entrañable ser, que al final me dieron otras sorpresas como seguro le generarán al lector. Esto me permitió comprender el proceso en realidad vivido, hecho que de seguro puede ayudar a muchos lectores en sus propias vivencias.

Y ya que no se reciben en esta época cartas largas y sentidas de amigos entrañables, sin duda, estas pueden ser un estímulo para volver a hacerlo. Si lo hacemos, el mundo recuperará gran parte de la magia dormida en su sentir.

Santiago Rojas Posada M.D.

Contenido

Carta número uno

Es miércoles 11 de Octubre de 2017, al final de la tarde.

Los árboles se mecen y son testigos de los últimos rayos de sol que veo reflejados en la ventana de la sala de mi apartamento. Busco en el bar una botella de vino tinto Shiraz e intento destaparla, pero han pasado tantos meses sin una gota de alcohol, que por un momento creo que no lo voy a lograr. Me detengo y empiezo a recordar la forma correcta de manejar un sacacorchos sofisticado, que además tiene aspecto de pistola; luego de tres intentos y una pieza de enroscar metálica que se sale de su lugar, cae al piso y provoca un fuerte ruido, logro sacar el corcho y escuchar esa explosión final que indica su triunfal salida de la botella y mi victoria. Acerco la botella a mi nariz y cierro los ojos, sí, su aroma me trae gratos recuerdos, enseguida, en vez de una copa, elijo un vaso especial para vino y me sirvo un poco. El sonido del líquido rojo que cae poco a poco sobre el cristal hace que mi lengua se mueva y mis papilas comiencen a despertar.

¡A tu salud, querido Recnac!

Tengo que confesarte que hoy por fin he aceptado esta cita con el destino, la que he postergado durante años. Con la luz de una vela como testigo, la compañía de mi Shiraz y las melodías de piano clásico que ambientan mi noche, me siento a escribirte y a contarte esta historia.

Recuerdo muy bien, Rec, como si no hubieran pasado once años, ese domingo 29 de enero por la mañana. La encantadora vista de esas montañas caldenses, el silencio del despertar tardío de la gente, y yo, recostada en mi cama, sola, como solían ser la mayoría de mis días en esos últimos meses. En algún momento, sin poder elegir aún un canal que llamara mi atención, quise acomodarme mejor y apoyé el codo izquierdo sobre la cama. En el instante en el que mi codo hizo contacto con el colchón, sentí un fuerte corrientazo que salió del codo directo a mi pecho izquierdo. Del susto, quedé sentada y puse la mano en el punto exacto del dolor. Para mi sorpresa, se trataba de un bulto grande, duro y voluptuoso como un bombón, justo en la parte superior del pezón. No me dolía, pero estaba impregnado de miedo y desazón. Me sentí un poco desconcertada pues años atrás en 1993, había tenido una cirugía en la que me habían extraído un quiste de la mama derecha, y como por esa época no se hablaba aún de autoexamen, yo, eventualmente me revisaba la parte inferior, pero solo de la mama derecha. Entonces me preguntaba "¿Pero ¿cómo es posible que tenga este bulto en la mama izquierda?" la verdad me costaba poner en orden mis ideas.

Apenas logré salir de ese estado de desconcierto, llamé a mi hermano Mauricio. Él es médico de profesión, y ha sido un apoyo incondicional y permanente en mi vida. Luego de contarle lo sucedido, me dijo: "China, busca quien te haga una ecografía mamaria mañana, lo más temprano posible, y te vienes para Bogotá en el siguiente avión, ya con ese resultado adelantado."

Con esa ecografía empezaron los desaciertos médicos que me hicieron perder la confianza en esa ciudad en lo relativo a los temas de salud.

Ahora mismo recuerdo su cara, pero no su nombre; vuelvo a escuchar las palabras de aquel médico al terminar de practicarme la ecografía, mientras yo todavía mantenía las manos bajo la nuca: "Tranquila, no se preocupe, eso a su edad es imposible (treinta y dos años), debe ser un fibroadenoma."

Viajé a Bogotá en el siguiente vuelo disponible, ya más relajada por lo que acababa de oír. Tuve una cita de urgencia con el mismo doctor que años atrás me había operado, y por supuesto, al leer el resultado de la ecografía me dijo: "Tranquila, Sandrita, es un fibroadenoma, hay que sacarlo y lo enviamos a patología que es el procedimiento normal con todo lo que se extrae del cuerpo".

Tan sencillo pintaba el panorama que yo permití que me hicieran la cirugía en Manizales, resultó muy sencilla y de muy fácil recuperación. Me dijeron que en veinte días aproximadamente estaría listo el resultado de la biopsia. Los días transcurrían en la normalidad, y yo no volví a pensar en el tema.

Rec, quiero contarte que a esta altura de la historia llevaba seis meses casada y me encontraba con la desesperanza a flor de piel al no poder anclarme a nada, empezando por mi marido en ese momento; tampoco con el trabajo ni la cuidad en general. Todo tan diferente a lo que había soñado. Yo llevaba estos primeros meses de matrimonio con sentimientos de soledad y abandono, lo único que pensaba era: "Esto fue lo que me tocó, ahora a aguantar", como si la que estuviera viviendo esta situación fuera mi bisabuela, y no existiera ningún remedio. No fui capaz de contarle a nadie, no me atrevía a reconocer que me había equivocado, que me sentía triste, vacía, sin ilusión y que aquello no era lo que quería y mucho menos lo que me había imaginado. Pensaba, para darme consuelo, que así debían de ser todos los matrimonios al comienzo, pero lo único claro es que al no expresar mis emociones, al llenarme de desesperanza, y sentir tal grado de desvalorización, di pie para todos los acontecimientos que te estoy contando en esta carta, Recnac.

Recuerdo como si me devolviera en el tiempo, el momento exacto de la llamada del doctor.

28 de febrero. Era un martes por la tarde, estábamos en casa, sonó el teléfono. Mi esposo en ese entonces contestó en el estudio, saludó al médico y lo siguiente fueron varios minutos de un silencio sepulcral. Yo me encontraba en mi habitación escribiendo en el computador, pero de inmediato dejé de hacerlo, pues ya algo dentro de mí me avisaba que

aquella llamada no traería nada bueno. Hasta hoy, no sé exactamente qué dijo el médico, solo sé que no dio mayor información y pidió el número de contacto de mi hermano. Cuando supe que el doctor había solicitado el celular de mi hermano, por supuesto quedé en shock, y por todo lo vivido durante esos meses, tuve una reacción muy irónica y le dije a mi exesposo: "Lo que me faltaba ¿y ahora qué? ¿Me voy a morir?" A los pocos minutos llamó mi hermano para decirme que debía viajar en el primer vuelo a Bogotá. Mi hermano tampoco fue muy claro, dijo algo como que el resultado no había salido bien, pero que era mejor realizar de nuevo la biopsia en un laboratorio especializado en Bogotá. Respiré profundo pero el corazón no dejaba de latir rápido. Todo en mí temblaba, entonces llamé a mi mejor amiga del colegio, Julia, y entre lágrimas, le conté lo que sucedía; ella me tranquilizó y me aconsejó que esperara a ver qué decían los médicos en Bogotá. Tenía que alistarme para el viaje, debía llevar conmigo todo el corte parafinado del tumor para volverlo a analizar.

Llegué en el vuelo de la mañana y dejamos el paquete en el nuevo laboratorio, donde el doctor G. Fue como una procesión, mi mamá, mi papá y mi hermano conmigo para todas partes. El doctor confirmó la situación, leyó el resultado de la biopsia y nos anunció que se trataba de un carcinoma medular, que a pesar de lo terrorífico de su naturaleza, era de lo menos letal. Procedió a dibujarme sobre la piel, con un marcador azul indeleble, la línea por dónde señalaría el corte para la mastectomía total del seno izquierdo con extracción de sus ganglios respectivos, además del pezón. Ninguno pudo contener las lágrimas. Salí un momento del consultorio, y desde el pasillo llamé a mi exesposo y le confirmé la noticia. Lloré con él, pero a los pocos minutos, mientras yo contemplaba unas plantas muy lindas en el pasillo, algo se apoderó de mí, por dentro, una sensación única, como si una fuerza inmensa surgiera desde la planta de mis pies y llegara hasta mi cabeza, en ese momento me dije: "Sandra, no puedes quedarte en lamentos". Claro, tenía dos opciones: permanecer llorando con los que estaban adentro del consultorio o aceptar lo que estaba sucediendo y ponerle literalmente el pecho a la situación. Y Rec, quiero contarte que tomé la mejor decisión, quería seguir viviendo y persiguiendo mis sueños. Cosa que, ahora estoy segura, es lo mejor que se puede hacer ante una situación difícil: aceptarla tal y como es sin preguntarse ¿por qué?, sin lamentos. De esa manera sentí que podía centrar mi energía en buscar las soluciones y no quedarme ahogada en medio del problema.

Algo en aquella cita médica me dejó un mal sabor, no sé qué fue, pero no me sentí del todo bien, ni muy segura. A mi hermano le habían recomendado un doctor que era uno de los más solicitados en ese momento, y resolvimos que nada perdíamos pidiendo una segunda opinión.

El doctor Elías Quintero Arango, muy amablemente, nos recibió a las seis de la tarde en su consultorio, allí le contamos toda la historia, y fue en ese momento, hablando con él, cuando descubrí el error imperdonable que habían cometido los médicos que me habían tratado hasta el momento. El doctor aseguró que si me hubieran punzado el tumor antes de sacarlo, a lo mejor hubiera salvado parte o toda mi glándula mamaria. Pero ya ni para qué darse golpes de pecho, había que mirar para adelante y tomar acción. La manera en que me habló, su actitud al mostrarme las fotos de cómo quedaría después de la cirugía, y muy especialmente, cuando me garantizó que solo si era necesario, sacaría los ganglios y el pezón, me tranquilizó y no tuve la menor duda de que me encontraba frente a un profesional con mucha experiencia y uno de los elementos más valiosos del nuevo equipo que estaba conformando. Sí, con este doctor me jugaría este partido de final de campeonato. Programamos la cirugía para ese jueves y nos apuramos a hacer todos los exámenes requeridos. Tuve el placer de conocerme toda por dentro, vi mis huesos y órganos, no faltó ninguno que no tuviera el gusto de ver, la gran mayoría, por primera vez. Todo esto fue en un tiempo record gracias a la ayuda y conexiones de mi hermano Mauricio y Emilia, la enfermera que dirigía el plan médico en su empresa.

Debo reconocer el gran privilegio que es contar con un seguro de medicina prepagada. Cuando pasan muchos años en que no se usa, es fácil pensar que se está malgastando ese dinero, pero en una situación como la que estaba empezando a atravesar, es un lujo que salva muchas vidas por la inmediatez del servicio. Solo tengo una queja y es que mi cirugía era con reconstrucción inmediata con prótesis de silicona, y la prepagada lo consideraba vanidad y no la cubría. ¿De verdad me iban a quitar toda la glándula mamaria, me quedaría sin un pecho, y la prepagada consideraba esta prótesis un simple capricho?

A propósito de la prótesis acabo de recordar una anécdota muy divertida, o por lo menos así me pareció, Rec. Mientras estaba con el doctor Quintero para ordenar la prótesis mamaria, él tomó su carta con los diferentes tamaños y empezó a pasar una por una, hasta que al llegar a la última del catálogo, la más pequeña, exclamó: "¡Uy, esta es la más pequeña y creo que todavía no es de tu tamaño!". Soltamos la risa. La risa: compañera infalible que le quita peso a las situaciones complejas y envía la información al cerebro de generar y elevar un estado de equilibrio, vitalidad, salud y alegría.

El último examen antes de ingresar a la cirugía fue la gamagrafía ósea: inyectan una sustancia radioactiva, la encargada de mostrarle el ganglio centinela al doctor para que durante la cirugía pudiera tomar las muestras, mandar a patología y esperar durante la operación para saber qué estaba comprometido y qué no.

El día anterior a mi cirugía conocí a otro miembro importantísimo de este nuevo equipo: el doctor

Santiago Rojas, quien abrió un espacio para mí, y sé que desde ese día hasta el momento en que ya no esté más en este plano, en este mundo, él estará presente en mi vida. Me dijo que lo que ellos hacen es un acompañamiento al tratamiento tradicional para trabajar paso a paso cada etapa del proceso y así disminuir los efectos secundarios de cada momento. Por consiguiente, en ese instante nos correspondía preparar mi cuerpo y mi energía para la cirugía, para evitar un sangrado o un coágulo y para que estuviera tranquila (eso por herencia, se lo debo a mi papá).

La cirugía fue todo un éxito. Recuerdo todavía cuando desperté, sin saber bien en dónde estaba, ni qué pasaba; por alguna razón, cuando se despierta de la anestesia, la sensación es como si el tiempo no hubiera pasado y uno acabara de contar pocos números antes de caer profundo, por eso la desubicación es total. Sentía mucho frío, mi cuerpo temblaba, casi no podía respirar, tenía una cánula de oxígeno que en vez de ayudarme a respirar, me estaba ahogando, entonces me la quité y la enfermera me regañó. Pasaron unas horas, y poco a poco el resto de mi cuerpo se fue incorporando.

Yo estaba convencida de que me habían quitado los ganglios y el pezón, pero al salir del tercer piso, de las salas de recuperación hacia la habitación, mi exesposo, mi hermano y Mónica, amiga de la infancia, me tenían la feliz noticia de que se habían salvado ganglios y pezón. Según ellos, me veía blanca como un papel, yo no sentía dolor, solo un poco de cansancio y sueño.

Por situaciones que se presentan a menudo en las clínicas, no había habitación disponible para mí en ese momento, por eso me instalaron en el piso de los neonatos, una situación que causó mucha risa entre las visitas pues había una cunita y todos hacían chistes sobre la "sorpresita que les tenía". "Te lo tenías bien guardado", dijeron.

Aquella fue la primera vez que tuve una reacción negativa a la anestesia, también es cierto que nunca había tenido una cirugía tan larga y seguro la cantidad fue lo que provocó que "devolviera atenciones" y que no quisiera recibir sino un caldito a las seis de la tarde. La cirugía había sido a las siete de la mañana.

Por otra parte, tenía mucha preocupación de no poder dormir, no por el dolor o el malestar, sino por el llanto de todos mis nuevos y pequeños compañeros de piso. Debo admitir que se portaron increíblemente bien. Y como nada en la vida es coincidencia ni casualidad, con el tiempo entendí que asignarme el piso de los recién nacidos era una señal, era como volver a nacer, significaba una segunda oportunidad de vivir mi vida, esta vez, realmente feliz. Me parece casi místico que en el anagrama de tu nombre, querido Recnac, pueda encontrar la palabra Renacer.

Despertar de la cirugía con un vendaje que daba vuelta por pecho y espalda, pero con la sensación del bulto de la prótesis, casi me hizo sentir como si no me hubieran sacado nada, y me dio una tranquilidad inmensa. No me puedo ni imaginar la realidad de tantas mujeres que salen mutiladas de los quirófanos y pasan años antes de lograr una reconstrucción.

A diferencia de mi mamá y de mi hermana, a mí no me gustan las clínicas.

Al otro día temprano hice mi mayor esfuerzo: me levanté, me bañé y me arreglé. Cuando el doctor vino a verme a las siete pasadas, yo ya estaba lista para irme. Se suponía que eran dos días de clínica, pero afortunadamente me dieron de alta, y listo, para la casa.

Cumplí en su totalidad las responsabilidades posquirúrgicas. Me dejaron un drenaje que recogía la sangre que era necesario medir en la mañana y en la noche, también durante diez días el pinchazo en el abdomen de unas inyecciones anticoagulantes. Acomodarme para dormir resultaba muy complicado por el vendaje y por la cantimplora plástica del drenaje que tenía pegada a mi cuerpo todo el tiempo, además tenía que despertarme en la madrugada a tomar varios medicamentos. Dolor jamás sentí, me imagino que por el juicio y por la actitud positiva. Esa cantimplora podía haber sido un motivo para quedarme en casa incapacitada, pero al otro día me conseguí una carterita anaranjada de lona que me había regalado mi hermana Lina. Era del tamaño justo del tarrito del drenaje, entonces ponía ahí el "jugo de mora", como cariñosamente lo llamé, y de esa manera me sentía mejor, y así quedaba lista para salir y hacer lo que pudiera.

La cirugía fue un jueves, el viernes salí de la clínica, y el domingo ya estaba en la montaña del barrio Santana como espectadora en una carrera de bicicletas. Entre semana realizaba algunas terapias donde Santiago Rojas para prevenir la inflamación y el dolor.

Pero sobretodo para cargarme de amor y buena energía que es lo que mejor saben hacer allá.

Ocho días después fui al consultorio del doctor Quintero para que me quitaran los puntos, dolió un poco, pero cuatro días más tarde, volví para que me retiraran el drenaje, y fue la peor sensación, un dolor intenso y corto, por fortuna. Ya me había acostumbrado a mi carterita terciada y ese día liberada del tarrito, me enfrentaba no a una, sino a tres cicatrices diferentes, las de las dos cirugías cuyas huellas bordeaban el pezón, la del ganglio centinela, casi donde comienza la axila y los dos agujeros por donde entraba el drenaje.

¡Primera prueba superada!

Yo sabía que de la quimioterapia no me iba a salvar porque, aunque todo había salido mejor de lo que pensábamos, ya habíamos recibido el nuevo resultado de la biopsia y de nuevo otro error, ahora se trataba de un carcinoma infiltrante grado tres, que ponía más oscuro el panorama y por supuesto a mi edad era mejor prevenir que lamentar. Cuando llegó el día de la cita con el oncólogo para conocer cuál era el paso a seguir, yo lo acepté con la misma tranquilidad que la cirugía, pero tuve que ser más fuerte, porque, sobre todo mi exesposo, no pudo controlar el llanto, un llanto lleno de dolor y frustración que le duró todo el día. Esa es una de las partes más duras de una enfermedad, cuando tienes que ver el dolor de tu familia.

Querido Recnac, quiero contarte que ahora mismo termino mi segundo vaso de vino y siento un leve calor en las mejillas. Sonrío con la tranquilidad como cómplice, y sé que ahora puedo observar desde un lugar muy diferente, toda esta situación que he querido compartir contigo. Ahora sé que cada situación, cada personaje en este proceso de enfermedad jugó el papel exacto, todo fue como debía ser. ¿Y sabes para qué? Para que yo no siguiera como el sapo del cuento al que meten en el agua, que se va calentando poco a poco hasta cocinarse, pero sin darse cuenta. Con esa experiencia tan fuerte siento que como al otro sapo del cuento, a mí me lanzaron al agua hirviendo, pero yo reaccioné y salté, salté como pude para salvarme, para ampararme de esa vida en la que ya llevaba muchos años muriendo lentamente… lentamente.

Vuelvo a escribirte pronto, Rec.

Carta número dos

Debo confesar, Recnac, que siempre quise tener un lugar especial, donde al entrar me saludaran por mi nombre y supieran de antemano qué era lo que pensaba ordenar.

Y por fin este año se hizo realidad.

Hoy me encuentro sentada en un café argentino, un pequeño oasis en medio de la agitada y transitada calle noventa, entre la carrera quince y la paralela, en Bogotá.

A este lugar llegué sin proponérmelo, sin preguntar.

Gracias a que hace solo cinco meses no podía caminar mucho, salimos de almorzar con antojo de un café, bueno, de un capuchino pues en ese tiempo no podía tomar mucha cafeína, entonces entramos con mi gran amigo Ander, al primer lugar donde vimos el letrero que decía: "Café".

Esta ciudad es tan compleja, tan llena de aromas, de sonidos, de colores y de sensaciones; que me parece que nos dejamos llevar por el afán. Ocurre casi todo el tiempo, tanto, que nos volvemos ciegos. No sé cuántas veces he pasado por el frente de este lugar, de hecho, he almorzado muchas veces en el restaurante que queda justo al lado y no se me había ocurrido mirar su interior. Tal vez por los plásticos que hacen las veces de ventanas y que no permiten una total visibilidad. Cuando entramos fue un descubrimiento maravilloso, tenía un encanto especial, es uno de esos espacios en los que se percibe el amor por todas partes, en cada detalle. Un árbol no muy grande, que parece un magnolio, está plantado justo al lado derecho del patio que antecede el local y una cerca de matas impide ver desde adentro el desorden de la ciudad, y por un buen rato, da la sensación de naturaleza pura.

De cada cosa que encuentro recibo algo cargado de emoción, hasta los saleros y el calentador tienen un color fuerte, nada más ese detalle me hace respirar diferente, hace que observe todo y que me llene de la buena energía del lugar.

Como si eso no fuera suficiente, nos tomamos además el café más rico del mundo, con un aroma reconfortante, en el punto exacto de sabor, al tocar la punta de la lengua produce una sensación suave, pero después, al recorrer el paladar, justo antes de pasarlo, deja un recuerdo fuerte, de los que evocan una sonrisa. Se siente que está hecho con amor. Mientras tanto percibíamos unos olores provenientes de la cocina, de esos que despiertan los antojos más profundos.

Afortunada yo de tener un sitio como este en el vecindario, pues cada semana me doy mis escapadas, a veces solo por un café, pero también descubrimos que la comida y los postres son algo especial. Hay variedad de "facturas", como se conoce en Argentina a las masas dulces: hay medialunas sencillas o con crema pastelera, alfajores de dulce de leche, y aparte migas, raviolis de zapallo, milanesas o algún corte de lomo fino.

Hoy me encuentro a pocos minutos de poder degustar una deliciosa milanesa santafesina con limón y ensalada. Cumplí mi sueño, pues cada vez que llego, Iván, uno de los meseros, que tiene unos ojos claros que transmiten dulzura y familiaridad, me saluda con el agrado máximo, se ve el gusto que tiene por atenderme, y por lo general, dependiendo de la hora, ya puede acertar en lo que voy a pedir.

Desde este espacio que se ha vuelto tan especial en mi vida, he querido escribirte hoy, Rec, porque yo te conozco hace doce años, pero tú a mí no.

Recuerdo el momento más feliz luego de tantas dificultades. Fue un martes en la noche, última semana de noviembre, del año 2008, mientras terminaba de arreglarme, mi corazón latía cada vez más fuerte al ir escuchando cómo aumentaban a lo lejos las voces, era la gente en el recinto, que iba ocupando las sillas y el murmullo se iba apoderando de todo el lugar.

Aquel día corrí sin parar, de un lado para el otro, a veces en taxi y otras a pie debido a los trancones, con el celular sostenido con el hombro, ultimando los detalles de los invitados especiales y la cantidad de jugo de corozo requerido para el coctel de bienvenida que se nos ocurrió ofrecer a la entrada de Gaira, un delicioso rincón del caribe en Bogotá, con música local al cual voy desde sus inicios, cuando apenas era un garaje y había un solo plato por día. De eso hace ya casi veinte años. Recuerdo que en las tardes acompañaba a Guillo Vives a preparar alguna nueva receta de postre, o en la noche nos turnábamos el micrófono con otros asistentes para cantar un rato. Desde ese entonces siempre me he sentido como en mi casa.

El encargado de la asesoría de imagen ya me había peinado y maquillado, yo terminaba de ponerme unas botas negras de tacón alto y jeans oscuros bien ajustados. Ya para este momento mi pelo llegaba a los hombros y había logrado perder los casi veinte kilos que había ganado, en parte por la cortisona y la retención de líquidos, o si prefieres en términos médicos, el edema general que hice porque el medicamento se comió la proteína de mi sangre, para así convertirme en un hermoso pez globo.

Llevaba una blusa azul celeste con algunas flores estampadas, que más parecía una manta guajira estilizada, con un leve escote en pico y un broche horizontal, justo donde se unen las costillas, ahí la tela se abría en dos y caía hacia los lados hasta casi rozar el piso, lo que creaba la forma de una mariposa, que era tal y como me sentía, saliendo del capullo, estirando de nuevo mis alas.

Yo podía asomarme cada tanto y espiar por una pequeña ventana del segundo piso ubicada encima de la tarima, y sin dejarme ver de nadie, me iba encontrando con muchas caras conocidas. Este sería mi reencuentro con toda la gente que se había cruzado en mi camino, y el esperado momento de retomarlo, fortalecida por una experiencia que logró darme una transfusión de vida.

Esa noche la tengo atesorada en mi corazón como una inyección de adrenalina que terminó de darme el impulso para extender mis alas y volar, me hizo hallar la certeza del propósito de vida que mi música llevaría a la humanidad.

Vibré con cada acorde, solté el alma en cada frase, pude hacer lo que amo y me apasiona, estaba VIVA, apostándole a la vida y a los sueños.

El momento más especial de la noche fue cuando canté mi canción Que te vaya bien, pero supongo que esa te la sabes de memoria, Recnac, entonces no voy a explicarte de nuevo lo importante que es para mí.

No sé si canté afinada o si desafiné, pues el centro del control de la voz y del sistema nervioso se encuentra ubicado en el diafragma, pero ese día estuvo tan lleno de emociones fuertes que tal vez no me permitieron hacer todo lo técnicamente correcto.

Lo que sí puedo garantizar es el amor y el sentimiento con el que lo hice, que al final, es lo que vale, lo que pesa, y lo que llena más corazones.

Esa noche en medio de las luces, la adrenalina, y las ovaciones del público sentí que volvía a nacer, sí, volvía a nacer, era el momento de compartir esta segunda oportunidad de vivir. A mi mente vino una imagen. Yo, en la camilla, con el recuerdo y la sensación intacta de mi estadía en el piso de los neonatos unos años atrás luego de mi cirugía. Entendí que no hay coincidencias y todo tiene un para qué, y este era un nuevo comienzo. El papel en blanco listo para ser diseñado de la manera que yo quisiera, esta vez siendo coherente.

En esa misma clínica había nacido yo, como de igual manera lo hizo Nico, cuarenta y cuatro años más tarde.

Rec, es inevitable pensar en mi nacimiento y no volver también a mi infancia y a todo aquello que me ha marcado.

La música siempre ha sido parte importante de mi vida, mi hermano mayor, Mauricio, fue quien marcó el comienzo de mi carrera musical pues nos unía un amor y gozo total por los ritmos latinos, que interpretamos desde que yo tenía catorce años con su orquesta Sabor Colombiano. Esta no fue su única influencia, gracias a él, prefería siempre un balón de futbol que cualquier muñeca. La vena artística la heredamos del abuelo materno, "el Matao" personaje alegre, aventurero y hasta torero.

Por otro lado, de la mezcla de sangre que llevo en mis venas, madre norte santandereana y padre caldense, heredé también un gusto por la música; del lado de mi mamá: rancheras, boleros y música bailable; del lado de mi papá, un encanto especial por la música clásica, y un amor profundo por los sonidos del piano. A mi hermana Lina le tocó el gen musical en otra versión, pues desarrolló una habilidad por el baile, y cada vez que tiene la oportunidad, toca las maracas. Con mi hermano Andrés tengo una especial conexión, no solo nos gustan los temas audiovisuales, ir a cine, ver las series de televisión, y acompañarnos en los partidos de la selección; sino que además compartimos mamás.

La historia es esta: cuando Andrés aún no estaba ni en planes de ser engendrado, Mayito, su mamá, amorosa y tierna mujer, hizo las veces de nana y mamá mía, ya que mi mamá, por sus responsabilidades familiares no pudo estar muy presente. Y luego cuando él llegó a este mundo, Mayito partió de este plano cuando él aun estaba muy pequeño, de solo ocho años, y desde ese entonces mi mamá ha hecho las veces de mamá para él.

El tema de la música, siempre presente en mí, despertó amores y odios para algunos. A mis papás poco les gustó la idea de que yo cantara, siempre fue motivo de discordia, pero en el colegio, por ejemplo, la música no solo me acompañó en diferentes clases, coros, murgas, concursos, en fin; sino que además jugó a mi favor cuando estaba por ejemplo en clase de física y el profesor ya en tono desesperado me reclamaba: "Pero, Sandra, ¿cómo puede ser posible que no entienda, si he explicado varias veces la ecuación para calcular el ángulo de un movimiento parabólico?" Y en ese momento se me ocurría decirle: "¿Y si voy rápido al salón de música y traigo la guitarra usted toca una canción?" Por supuesto consternado, y con algo de terror, me decía que no, que eso no era lo suyo, a lo que yo con una gran sonrisa le contestaba: "Listo, profe, entonces hagámonos pasito". Siempre sentí que perdía el tiempo en el colegio, no me cabía en la cabeza cómo era posible que tuviera que estudiar, química, física, y las derivaciones de las matemáticas en general, álgebra, trigonometría, cálculo, a la fecha, y como lo he manifestado siempre, no he necesitado nada diferente que sumar, restar, multiplicar, dividir, y si acaso sacar un porcentaje, y para eso existen las calculadoras. Era tal el aburrimiento, especialmente en el bloque de dos horas de química, que algunas veces con mis amigas, preferíamos jugar a hacer un viaje a algún lugar especial, imaginábamos las escenas completas, desde que empacábamos las maletas hasta los escenarios históricos que visitábamos, todo para hacer menos tedioso el tiempo interminable de la clase, hasta que por fin sonaba el timbre y huíamos de la tortura.

La educación se quedó estancada en el tiempo.

Ahora después de tantos aprendizajes en estos últimos años, me imagino con ilusión el día que desde el jardín infantil la educación se centre en el ser y no en el hacer o el tener, que le dediquen más tiempo a los temas reales de la vida: las emociones, la alimentación, las relaciones personales, el equilibrio entre la mente y el cuerpo. Tanto tiempo perdido en el colegio que pude haber aprovechado para afianzar mis talentos o mis intereses, que a la larga son los que nos acompañan en toda esta aventura. Pero bueno, hice buenas amistades y en general me divertí.

Desde que tengo capacidad de análisis, siempre he cuestionado las cosas, sobre todo las que no me gustan y no quiero hacer, y de ahí surgió una frase que repito y me repito muchas veces en mí día a día. "¿En dónde dice?" Todas las supuestas "verdades absolutas" de la sociedad las he cuestionado, y pese a haber estudiado en colegio de monjas, la religión fue una de las primeras verdades con la cual no tuve empatía, y este es el día en que respeto lo que cada quién quiera creer; pero estudio, leo, investigo, cuestiono y cada vez me convenzo más de que el señor de barba y túnica blanca que está en el cielo con su libretica en mano mandando pruebas a unos si y a otros no, es producto de la imaginación, del miedo infundado por unos para aprovecharse de otros.

Pero también tengo una regla de oro y es respetar las diferencias y las individualidades. Lo que a cada quien le funcione y como se sientan felices. Cuando me pregunto, "¿En dónde dice?", siempre termino respondiéndome: "Uno solo tiene que morirse algún día pues es lo natural, de resto uno no tiene que hacer nada… solo es bienvenido lo que nutra mi vida y me traiga paz y felicidad".

Por muchos años esto no fue así, y para hacer lo que me gustaba, que era cantar, tenía que decir mentiras. Solo me permitían hacerlo con la orquesta de mi hermano y es uno de los recuerdos más bonitos que tengo; también cuando me invitaban a cantar otros géneros musicales, o con otras personas, y yo lo hacía. De igual forma, me encantaba salir a bailar o a algún bar a oír grupos en vivo. Pocas veces llegué a la hora límite que me daban en mi casa, pues si era bailando o en algún concierto perdía la noción del tiempo, cuando miraba el reloj ya habían pasado muchas horas.

Creo que fue hasta el año de 1998, cuando tuve el inmenso placer de ser telonera del maestro Armando Manzanero en el Palacio de los Deportes de Bogotá, que por fin mi papá pudo ver de una manera distinta mi pasión musical.

Para no generar un conflicto familiar, en el momento de elegir la carrera, me decidí por Educación Preescolar, lo hice más por entregarles un cartón cuatro años después y asunto resuelto. Pero en el camino me encontré con que los niños me encantan de verdad y he tenido un imán especial con ellos siempre. Hoy después de casi once años de no trabajar con niños, puedo ver con claridad para qué estudié preescolar, y no fue precisamente para darles gusto a mis papás. En verdad, me encanta el tema de educación y el arte de compartir conocimientos, labor que sigo haciendo hoy, enfocada a la salud emocional, el equilibrio y la coherencia en la vida.

Cuando actuamos sin coherencia en la vida, lo más probable es que terminemos somatizando y presentando síntomas, o con alguna enfermedad: es la manera que tiene el cuerpo de llamar nuestra atención para que podamos ver que algo no está bien. Al no tener una educación emocional desde pequeños, crecemos con muchos vacíos afectivos que no sabemos manejar, crecemos llenos de creencias y programas heredados que nada tienen que ver con nuestro ser.

Muchas decisiones en la vida me llevaron a un lugar que yo no tenía planeado visitar. Una de ellas, casarme e irme a vivir a Manizales. Esta experiencia ya fue la última opción que una vez más se repitió en mi vida para mostrarme lo perdida que estaba en todo sentido, para hacerme enfrentar un tema de desvalorización y desesperanza, y terminar en una relación tan estrecha contigo, Recnac.

Nadie me enseñó a pensar en mí, nadie me enseñó a poner límites, nadie me enseñó a decir no, nadie me explicó que desvivirse por los demás era una enfermedad llamada codependencia emocional, y esto es hacerse cargo de las responsabilidades ajenas, enfermedad que sufrimos en especial las mujeres, en la que le damos prioridad a todo, menos a nosotras mismas.

La celebración de mi matrimonio fue tal cual como alguna vez lo imaginé, en La Ínsula, una hacienda cafetera en Chinchiná, rodeada de naturaleza. El matrimonio se celebró al medio día, participé en cada detalle y fue muy emocionante.

Pero fue también el peor semestre de mi vida, el cambio de Bogotá a Manizales me pareció difícil y no encontré una sola pata sobre la cual montar la base de mi nueva vida. Ni la relación de pareja ni el trabajo ayudaron a mi adaptación, y cuando menos pensé, pasaba sola la mayor parte del tiempo. Intenté por todos los medios que no resultara evidente la profunda depresión que estaba atravesando al sentir que me había equivocado, y como te conté, que seguramente lo pensó mi bisabuela en esa época, me repetí que eso era lo que me había tocado y tenía que aguantar. Como si no hubiera ninguna otra forma de remediar las cosas. Como si hablar no fuera una herramienta vital para cualquier tipo de relación. Me quedé en silencio y aislada y ya mi cuerpo no aguantó más desvalorización y se hizo escuchar.

Ahí fue cuando apareciste tú en mi vida, Recnac.

Es probable que hasta este momento, por ignorancia, no hubiera escuchado tantas veces a través de los síntomas el mensaje que necesitaba hacer consciente, y aunque terminé donde nadie quiere llegar, reconozco que, afortunadamente, tuve un sentido de responsabilidad por mi vida y una capacidad espectacular de reacción y urgencia, razones que hacen parte de un paquete de varias características que sin duda me tienen hoy contando estas historias.

En ocasiones pienso que toda situación tiene dos opciones, al encontrarme esa bola enorme en mi seno izquierdo, ese domingo recostada en mi cama, habría podido quedarme callada, por miedo, y como hacen varias mujeres, no tomar acción y a lo mejor no hubiera tenido tiempo de rectificar el camino, de desaprender tanta basura instalada en mi mente durante tantos años, seguramente, el tiquete para salir de este mundo me lo hubiera ganado rapidito.

Así, poco a poco, te puedes ir haciendo una idea de la ruta que fui tomando, moldeada por las circunstancias y decisiones en cada paso del camino.

Pronto continuaré con este relato, querido Rec.

Carta número tres

Yo sabía, querido Recnac, como ya te había contado antes, que de la quimioterapia no me iba a salvar. Lo más duro de todo ese proceso fue ver el sufrimiento de mi familia, ellos hacían su mejor esfuerzo, pero se notaba el desplome, y eso resultaba muy doloroso para mí.

Antes de la primera quimioterapia me corté el pelo arriba de los hombros, siempre tuve un pelo divino, me llegaba casi hasta la cintura, lo llevaba liso, con iluminaciones. Mi hermana Lina que vino a mi cirugía, fue la encargada de dar el tijeretazo; creo que mi mamá aún guarda un mechón largo como recuerdo.

Llegó el día de la primera quimio. La verdad tenía un poco de ansiedad, es posible que hablara mucho y caminara como hormiguita por todo el apartamento antes de salir, sobretodo porque oyes mil versiones, pero al final, como cada cuerpo es diferente y reacciona distinto, entonces no tienes certeza de qué pueda pasarte.

No quise que nadie me acompañara, pues con horror había oído la historia de Claudia, ella me contó que después de las quimios le había sucedido algo desagradable. Con el solo hecho de ver a quien la había acompañado a los procedimientos, ya fuera su mamá o su hermana, se vomitaba. Yo no quería pasar por esa situación así es que les pedí el favor de que me llevaran y me recogieran, o tomaba un taxi y listo.

La quimio que me programaron era por lo general un proceso lento, tomaba alrededor de cuatro horas desde que introducían a través del suero todas las drogas previas para prevenir las náuseas, las alergias, en fin… y luego sí, como en mi caso, una bolsa enorme con un líquido rojo, que prefiero no recordar porque empiezan a darme náuseas.

Recuerdo que ese primer día acababan de salir al mercado las aguas con sabor, a limón, a mandarina, a sabores cítricos, y como a mí no me gustaba el agua pura en ese entonces, y era importante tomar mucho líquido, decidí llevar de distintos sabores. Debo decir que hasta el día de hoy jamás he podido volver a tomar de esa agua, es más, me costaba trabajo el solo hecho de pasar por enfrente de ellas en los exhibidores del supermercado. Algo muy extraño ocurre en el cerebro, y es que relaciona cada olor, cada sabor, cada persona, y hasta detalles del lugar, del momento de la quimio, y así hayan pasado varios días o meses, vuelve la misma sensación, posible malestar o reacción.

Tengo entendido, querido Rec, que hoy en día las salas donde se practican las quimioterapias son mucho más cómodas y agradables que la que me correspondió a mí en aquella época. En ese entonces era una sala alargada con siete u ocho sillas reclinomáticas y vista a un jardín lleno de flores, muy bonito. Las enfermeras absolutamente amorosas y adorables siempre estaban con la mejor actitud para atendernos a todos y para ayudarnos a resolver cualquier duda. Cada quien podía llevar su cobija y allá le prestaban almohada. Solo tengo recuerdo de una vez que se me cerraron los ojos, me pesaba todo, sentí un cansancio infinito, pero casi siempre podía leer, ver televisión, escribir, hablar por teléfono, así trataba de entretenerme para que las horas volaran.

Debido a la cantidad de agua que un paciente debe tomar durante la quimio, visitaba el baño con frecuencia, entonces era necesario realizar ciertas acrobacias como descolgar la bolsita del suero y cargármela, e ingeniármelas luego para desabrochar el pantalón, bajar la cremallera y poder hacer uso del baño así, con la bolsa del suero colgada de un gancho de la pared, y con la aguja clavada cerca de la muñeca, pero sin poder doblar la mano. El problema se resolvió cuando me aconsejaron ponerme un catéter cerca de la clavícula para proteger las venas del brazo. Tambien untaba un poco de perfume fresco en la muñeca izquierda, porque el olor de tanta droga eliminada por todos los pacientes se quedaba impregnado en el ambiente del baño y era vital poder respirar con la nariz pegada a la muñeca, por lo que aquel olor me producía.

De vez en cuando hablaba con algún vecino de silla y entre todos los presentes siempre se sentía una conexión muy profunda, aunque tan solo nos hubiéramos dirigido una mirada. Se encontraba de todo, personas mayores y adultos, de todos los rincones del país, de todos los estratos socioeconómicos.

Durante esa primera mañana de quimioterapia todo transcurrió de forma normal, solo me puse pálida al inicio. Mi papá me acompañó un rato y ya luego se tuvo que ir, se suponía que mi exesposo me iba a recoger, pero estaba en una reunión y no alcanzó a llegar, lo que no fue ningún problema, pues yo tomé un taxi hasta donde el doctor Santiago Rojas. Los pacientes que llegábamos de quimio parecíamos los dueños del lugar, pasábamos inmediatamente a una cama o silla, y allí esperábamos un momento para ser atendidos. Todos ya sabíamos que si no nos llamaban pronto era porque alguien más necesitaba la ayuda antes que nosotros, eso sí, nos lo daban a entender con el amor y el cariño de siempre.

Cuando llegué a la casa estaba fundida de cansancio, los párpados me pesaban y sentía debilidad en las piernas, quise dormir, no quería hablar mucho y hasta el sonido del teléfono me molestaba. Me las di de muy valiente y almorcé, y por supuesto el malestar no se hizo esperar. Por los siguientes cuatro días no recibí nada distinto a un caldito. Cuando ya el agua está hirviendo, se pica cebolla y cilantro, se añade, se tapa un momento y se sirve, eso, acompañado de galletas de soda, era lo único que no me hacía sentir náuseas.

El sabor metálico en la boca era insoportable, con frecuencia necesitaba expulsar la saliva para tratar de liberar la sensación. Era necesario comer con cubiertos de plástico y cocinar los alimentos en ollas esmaltadas, esta alternativa en algo ayudaba a no acrecentar el sabor a metal. Lo otro que comía era granadilla, las metíamos a la nevera, cuando bajaba por mi garganta bien fria, sentía fresquito y me calmaba un poco la sed. De vez en cuando comía hielo y paletas para atenuar tanto el sabor metálico como la sed.

A veces solo quería dormir y permanecer recostada, era como si las pilas se estuvieran acabando y el cuerpo no diera más.

Pasados cuatro o cinco días ya comenzaba a sentirme bien, ya podía comer suave y tener una vida normal. No pude trabajar, aunque es recomendable hacerlo, porque mi trabajo, a diferencia de la mayoría de las personas, no era frente a un computador, sino en un colegio. Tenía que estar brincando y moviéndome todo el día con veintidós niños de cuatro años, que por lo general vivían repletos de virus y tos. Yo no tenía la suficiente energía para ello, y tampoco era recomendable estar expuesta a contagiarme por la baja de defensas, consecuencia de la quimioterapia.

Trabajé en mi computador haciendo mil propuestas sobre el currículo, la metodología, el programa por niveles, me cansé de presentarlos en el colegio donde trabajaba porque en ese momento no fueron tenidos en cuenta. Los directivos fueron comprensivos y me apoyaron mucho durante toda mi incapacidad. Yo sé que mi labor fue muy importante durante el corto tiempo que estuve allí, pues gracias a mi constante presión al cambio, al final las cosas en algo mejoraron, aunque para mí ya era tarde, pues había perdido toda motivación.

Y después de un proceso difícil, como el que yo viví, donde pude reflexionar, cuestionar, recapacitar y valorar todos los aspectos de mi vida, entendí que no solo me alimento de comida, sino que también el cuerpo se nutre del medio ambiente y todo lo que recibe del entorno, y para mí, la energía que estaba recibiendo del colegio era negativa y no me servía en mi crecimiento, ni en mi vida. Por eso renuncié, porque vi que había otras cosas que me llenaban más, que me alegraban más y que disfrutaba más. Fue entonces cuando tomé la decisión de dedicarme a la música y a cantar, que es algo a lo que debí entregarme desde mucho tiempo atrás. Pero todo pasa en el momento en el que tiene que ser, y por eso debe ser que me siento tan feliz y he disfrutado paso a paso todo lo que ha ido sucediendo con mis canciones y con mi música. Ahora todo es buena energía y no puedo sino sonreír y estar muy agradecida con la vida.

Antes de la segunda quimioterapia sucedió tal vez lo más duro para mí durante todo este proceso: perder todo el pelo. Por fortuna estaba bien enterada de lo que le iba sucediendo al cuerpo, porque en estos procesos si uno así lo decide, encuentra una persona que ya ha pasado por la experiencia, que va más adelante y te va contando lo que se avecina, de esa manera se puede ir asimilando todo, con la tranquilidad que da conocer algo de antemano.

Tuve el inmenso privilegio de conocer y contar con el apoyo de Claudia Saa, directora de una fundación y base fundamental de mi recuperación. Primero porque pude desmitificar el cáncer como sinónimo de muerte; y segundo porque con todo el amor me regaló el libro

Recuperar la salud, del Simonton Center, lo que hizo nacer mi interés por la medicina Mente-Cuerpo.

En efecto, como ya me lo habían dicho, antes de la segunda quimio empieza a doler el cuero cabelludo, es como si se destemplara con ondas de cosquilleo y el pelo se empieza a caer en manojos. Cada quien decide si prefiere raparse antes de empezar a encontrar cantidades impresionantes de mechones en la almohada. Cuando vi que en el cepillo se quedaban enredados unos mechones de mayor volumen, me animé a ir de inmediato a donde José, un señor con un corazón enorme, que se ha dedicado durante muchos años a esta triste labor de calvear. Entramos a la peluquería mi exesposo y yo, pensé que me iba a echar a llorar de la tristeza… pero como todo en este proceso es impredecible, de repente saqué fuerzas, no sé de dónde, y terminé hasta riéndome al verme en el espejo. Recibí todas las indicaciones de José, lavarme con champú para niños y de vez en cuando masajear con aceite de oliva la cabeza para evitar la resequedad. Pedí prestada una máquina de rapar, la utilicé muchas veces, pues sabía que si crecía un poco el pelo, empezaría a doler el cuero cabelludo, entonces lo mejor era afeitarlo con frecuencia. Yo no quise usar peluca, no iba con mi personalidad, así es que entre gorros y pañoletas armé el nuevo diseño de modas que me acompañaría durante los siguientes ocho meses.

Al otro día de raparme, tuve otra pequeña cirugía ambulatoria con anestesia local, me hice poner el catéter, para no afectar mis venas y facilitar así el proceso de la quimioterapia. Te dicen que es un procedimiento sencillo, y lo es, te dicen que no duele…. y eso sí es mentira, ¡duele y mucho! …a menos que te hayan puesto previamente al menos tres inyecciones de silocaína. A mí me pusieron una antes de empezar y las otras dos durante el proceso cada vez que decía: "Me duele"; media hora después ya estaba afuera. Por ser un procedimiento muy sencillo que no requiere de largas horas de recuperación, a cine fui a dar justo después de salir de la clínica.

Cuando pasa el efecto de la anestesia cuesta un poco acostumbrarse a ese nuevo aparatito, que se asemeja a la mica de un reloj y que estorba al realizar ciertos movimientos con el brazo. Al siguiente día odié profundamente el aparatito, todavía con los puntos, fui a estrenarlo en la segunda quimioterapia. Esa semana, tengo que admitirlo, Recnac, fue la peor. Tres días seguidos con algunos episodios dolorosos, muy fuertes. Y para rematar mi exmarido me confesó que ya no me quería igual que antes. Difícil de asimilar, desconcertante, tan frustrante que invade todo el cuerpo de indescriptible tristeza como una pedrada en el corazón, que lo rompe en mil pedazos y deja el alma repleta de lágrimas de impotencia. Creo que mejor actitud y positivismo ante un escenario tan fuerte como el que yo atravesaba era imposible, pero no quise agrandar la situación, y seguí el consejo que me dieron de tomar las cosas con calma, cada persona reacciona de una manera diferente frente a una misma situación y era mejor esperar a que las cosas volvieran a la normalidad, para así procesar todo y recuperar lo que se va perdiendo en la relación en medio de estos procesos tan profundos y reveladores.

Él se iba alejando cada día más, físicamente me acompañaba, pero emocional y afectivamente me fue haciendo a un lado.

Tal vez no habíamos tenido tiempo suficiente para afianzar la relación. Llevábamos muy pocos meses casados antes de mi enfermedad, y no sé, por más que recuerdo bien cuando el padre dijo: "En las buenas y en las malas, en la salud y en la enfermedad", parece que esas frases se las hubiera llevado el viento porque a lo mejor ya no tenían para él, ningún valor ni significado en ese momento.

Mi vida transcurría entre Manizales y Bogotá, viajaba un poco antes de la quimio para hacerme el examen de sangre respectivo, analizaban las defensas, que no podían estar bajas, para entonces poder autorizar el siguiente ciclo de quimios; y luego de cinco días más o menos, otra vez me montaba en el carro de regreso a Manizales o a donde mi exesposo tuviera que ir, Villavicencio, Ibagué, Armenia, etcétera.

Pasaba quince días en Manizales tratando de hacer la vida si es que se le puede llamar así, aunque seguí viviendo muy sola y aburrida, sobre todo por esa mirada de lástima de la mayoría de la gente. Todo transcurrió más o menos igual que en la primera quimio, tomando solo caldito no había de qué preocuparse. Recuerdo que los olores de la comida me resultaban poco soportables, cuando salía de la clínica Santafé por el parqueadero que daba hacia la cocina, hoy en día es un nuevo y moderno edificio, quería devolverme, pues las náuseas eran inmediatas.

La cuarta quimio programada para el ocho de junio no me la pudieron hacer pues con todo y que había estado tomando cuanta agua me decían, cuanto menjurje existía, y cuanto plato sugerían, las defensas no estaban a la altura y tuve que esperar doce días hasta que mi sistema recobrara el orden. Me sentía feliz porque era la última del primer ciclo en donde la reacción era digestiva, de ahí en adelante vendrían otros cuatro ciclos, donde, primero, ya no tendría que pasarme cuatro horas conectada al suero, la droga roja desaparecería y la reacción sería dolor y cansancio muscular. Sonaba más alentador.

Y así sucedió, en las últimas cuatro quimios los malestares digestivos desaparecieron, sin embargo, el dolor muscular era tremendo, sentía como si un tren me hubiera pasado por encima, el dolor aumentaba y como al quinto día me daba un dolor en la médula tan espantoso, que tenía que salir corriendo a donde Santiago Rojas para que, literalmente, me diera un pellizco en cada vértebra y así pudiera relajarme y sentirme mejor. A diferencia de las anteriores, el cansancio y el dolor muscular no desaparecían en todo el mes, de pronto había unos días mejores que otros, pero era muy duro, yo ya sabía que la energía me daba para hacer una sola cosa al día, salía caminaba un poquito o iba algún lugar y después a la cama.

Faltaba poco para agosto, estaba a punto de comenzar el año escolar en el colegio donde trabajaba, pero me faltaban todavía dos quimios. Mi exesposo me presionaba mucho para que trabajara, entonces decidí regresar al colegio, aunque aún estuviera incapacitada y pensé que si era necesario me haría la radioterapia allá en Manizales. Fue la decisión más equivocada que pude tomar, fui una irresponsable, mis músculos no tenían fuerza, yo no era capaz de levantarme de la silla. Ya en el salón de clase con mis alumnos enfrente pensé: "Si algún niño se encuentra en peligro y necesita una reacción inmediata de mi parte, yo no podría asistirlo porque no soy capaz de mover las piernas".

En la tarde, el bus me dejaba en la carretera que del aeropuerto sube a Manizales, y de ahí tenía que subir a pie hasta la casa donde vivíamos, por supuesto en loma como casi todo Manizales, y prácticamente me tocaba mover una pierna ayudada por mis manos y luego lo mismo con la otra, con el dolor más salvaje en los músculos y con las lágrimas de impotencia en los ojos.

Por fortuna la vida me fue mostrando el camino correcto, y en septiembre, al terminar las quimios, el doctor no me autorizó hacer la radioterapia en Manizales, debido a más errores médicos como los que ya habían cometido conmigo en un principio y tuve que volver a pedir incapacidad por mes y medio más. Luego regresé a Bogotá y tomé por segundo hogar la Clínica Santafé pues durante treinta días hábiles fui todos los días a la misma hora, ocho de la mañana, a mi "bronceada matutina".

La radioterapia no producía mayores efectos secundarios, solo cansancio, y ya para ese entonces la acumulación de toda la droga de tantos meses en el cuerpo no permitía que pudiera moverme, cada paso representaba un gran esfuerzo. Por más que unté en mi piel el aloe en gel que recomiendan en estos casos, se me quemó sobretodo la axila, porque nadie me advirtió. Pero no fue tan terrible; cremitas y cremitas, y listo, asunto arreglado.

Me salió un sarpullido, nunca supimos por qué apareció. Luego supe que se llama pitiriasis rosada y me acompañó por cerca de quince días, lo bueno era que no se notaba, solo me salió en el pecho, la espalda y los brazos, no había nada qué hacer salvo esperar que pasara.

Sentía unos calores tremendos pues estaba viviendo una menopausia temprana por la quimio, y como también me habían advertido, comencé a sentir el efecto del tratamiento de otra forma. Subir de peso era inevitable con tantos medicamentos y por supuesto, el efecto de la quietud y de la poca actividad que el cuerpo me permitía. Me habían dicho que eran más o menos diez kilos de aumento por los medicamentos, y eso sumado a la quietud, pues a lo mejor me veía como una vaca, por otra parte, estaba el edema por falta de proteína en la sangre que me infló como un sapo; entonces: gorda, sin cejas, ni pestañas, creo que definitivamente como te conté, Recnac, me veía como un lindo pez globo.

Es un proceso fuerte para la autoestima, sobre todo luego de un tiempo, cuando vuelves a ver las fotos, porque en ese momento como que el cerebro se va acostumbrando día a día a verse así, pero después parte el alma. También recuerdo que la inflamación fue tremenda y los tobillos se me pusieron como empanadas, eso provocó que mi movilidad fuera aún más escasa.

No sabes lo que tienes hasta que lo pierdes y las pestañas no son la excepción. Entendí que no solo están ahí para untarse pestañina de vez en cuando. Se me cayeron todas y tuve que ir a ponerme unas postizas porque no soportaba la luz del sol; descubrí que la cantidad de mujeres que se ponen pestañas postizas es superior a cualquier porcentaje que hubiera imaginado. Entraban y salían del local sin parar, y lo mejor del cuento es que ninguna entraba sin pestañas, solo querían ponerse más. Me divertí unos días con mis pestanas postizas (parecía la pata Daisy) pero el pegante era complicado de manejar y a los pocos días dejé de usarlas y continué solo con mis gafas oscuras.

Empecé a tomar proteína en polvo y poco a poco me fui desinflamando, pero los kilos permanecían. Viajé unos días a Miami donde mi hermana para cambiar de clima y renovar energías.

Volví a trabajar y cada vez me iba sintiendo un poco mejor, me costaba trabajo, pero ya era capaz de levantarme de la silla, digamos, en un tiempo normal. Entonces regresé al colegio y por más que me insistieron en que me tomara esos últimos días y regresara en enero ya con más ánimo, al ver la molestia que le producía a mi exesposo que yo no trabajara, decidí pasar al salón de clases. Y digamos que esta vez ya no me fue tan mal, además porque había comprado un carro, entonces ya no tenía que dar esas caminatas que me dejaban sirviendo para nada más que tirarme en una cama.

Salimos a vacaciones en diciembre y ese mismo día fui a hacerme un corte de pelo, aún estaba muy corto, pero ya me sentía bien sin pañoletas. Lo que recomiendan es raparse después de la última quimioterapia y después dejar que el pelo vaya creciendo, al comienzo sale una mota desagradable, como una esponjilla suave, pero con el paso de los días y la ayuda de ciertos tipos de champú, la cosa va cambiando. Ya llega un momento en el que no quieres volver a ver ni una pañoleta ni un sombrero más. Y aún me daba pena salir sin la pañoleta, pero cuando llegué a Bogotá ya me sentí con más confianza y las archivé todas para siempre, ya no soportaba el calor ni la picazón.

Se supone que debía permanecer con el catéter por uno o dos años como mínimo, por si el cáncer regresaba, pero yo lo consulté con Santiago y él me dijo que esperara tres meses después de terminada la quimio y que entonces me lo podía retirar.

Recnac, nunca te conté del tamaño de la aguja en forma de mini arpón que te clavan en el catéter, el pinchazo hace ver al mismísimo demonio y fuera de eso, había que ir cada mes a hacer limpieza al catéter. Dije: "No hay ni media posibilidad de seguir con el recuerdo y el miedo de que el cáncer vuelva a aparecer". Me lo hice quitar, y ya sabiendo cómo era ese negocio, me hice poner mis tres inyecciones de silocaina antes de empezar la cirugía y no sentí nada. Solo tuvimos un pequeño inconveniente y fue que mi argolla de matrimonio, no me salía desde que hice el edema, y con objetos metálicos no pueden operar. Cuando el doctor Torres dijo que no me operaba, fue tal mi cara de tristeza y desconsuelo, que se acordó de que yo era una paciente súper tranquila y entonces me dijo que me operaría a la antigua pero que no podía estresarme ni sangrar mucho porque "nos llevaba el diablo". Yo, de solo pensar en la dicha que iba a sentir sin ese artefacto colado cerca de mi clavícula, le dije que listo, que no se preocupara, y también salimos de eso rapidito.

A causa de la quimioterapia se me cerró un conducto lacrimal en el parpado superior derecho que fue evaluado luego por el doctor Sánchez, quien me dijo que no tenía nada de qué preocuparme y que me recomendaba masajeármelo por seis meses y luego si veíamos que no se disolvía solo, haríamos una pequeña cirugía para destaparlo.

La vida es sabia, y como me iba sintiendo capaz de hacer más cosas entonces me embalé y ya no quería parar. Y sucedió lo que menos me esperaba. Me esguincé un tobillo. Debido a eso estuve enyesada durante veinte días, me dieron incapacidad por esos mismos veinte días, pero de nuevo por la presión de trabajar, solo me tomé tres días y a la siguiente semana regresé al colegio. También fue difícil porque a todo eso debía sumarle ahora el esfuerzo del peso del yeso. Me dio tristeza porque tuve que frenar un nuevo alcance que me tenía tan contenta, ya era capaz de hacer algo de ejercicio, muy poco, pero al menos ya podía hacer cinco minutos de elíptica.

El tiempo pasó y se complicaron las cosas en el colegio porque a pesar de ver el ambiente de cambio, con horror notaba también que iban a seguir cometiendo unos errores que para mí, trabajando con niños pequeños, eran inadmisibles. Era el momento de empezar a poner en práctica todo lo que había estado reflexionando, cuestionando y aprendiendo durante el tratamiento; tenía toda mi energía puesta en mi entera recuperación, y además ya había entendido que si yo no me sentía bien conmigo, de ninguna manera lo iba a poder hacer con los demás ni con nada. Entonces empecé a ver qué medidas podía tomar, qué tenía que cambiar en mi vida, qué no estaba sumando a mi bienestar y tranquilidad. Una vez pasó la semana santa todo fue muy claro.

Como te conté, renuncié al colegio, y de esa manera podía empezar a dedicar mi tiempo libre para rediseñar mi vida.

De ahí en adelante mi matrimonio terminó de desmoronarse, él no soportaba ver que yo estuviera dedicada a mi música, a mi disco, a reentrenar la voz, pues habían pasado dos años sin cantar, y mi trabajo era en mi casa, haciendo lo que había soñado:

levantarme sin afán, desayunar bien, hacer ejercicio; luego dedicaba la mañana a reentrenar mi voz, con mi gran amigo y coach vocal Juan Carlos Echeverry, y por la tarde hacía arreglos de las canciones del disco que estaba grabando. Me rondaba la idea de ayudar, de servir, de darle la mano al que lo necesitara. Pasaba muchas horas estudiando, leyendo y buscando información para organizar la manera de apoyar a los pacientes con cáncer. Mientras más tiempo dedicaba a mi vida y a reconstruir mi camino, más alejada estaba de todo lo que ya no sumaba a mi vida, mi exesposo hacía mucho tiempo ya no estaba de corazón y nuestros caminos ya venían tomando rumbos diferentes, separándose, lo que hicimos fue ir a la notaría y reconfirmarlo.

Rec, hoy ya no juego de víctima, ya no juzgo, y sé que soy responsable por lo que sucede en mi vida, sé que la vida nos va mostrando a través de las personas y las situaciones, lo que necesitamos ver, entender y hacer consciente. Lo que no podemos ver y reflexionar, se nos repite una y otra vez, hasta que por fin entendemos y hacemos un alto en el camino para sanarnos.

Yo no atendí las innumerables veces en que mi cuerpo trató de hacerme ver lo perdida que estaba, tuve que llegar a un punto crítico donde se vio amenazada mi existencia, todo para que pudiera detenerme y darme cuenta de que me había subido en un tren que iba para adelante y avanzaba, pero me alejaba cada vez más de quien soy y de mis sueños. Pero mira, tuve la oportunidad de conocerte, querido Recnac, y gracias a ti, hoy vivo y soy muy feliz.

Carta número cuatro

Si me hubieras conocido en la época del colegio, querido Rec, jamás te hubieras imaginado que pudiera llegar a estudiar todo lo que he estudiado en los últimos doce años de esta, mi nueva vida.

En el colegio solo llamaban mi atención las clases de baile, educación física y las vocacionales de arte, música e ideas. Me interesaba mucho la historia, pero las profesoras manejaban un estilo más militar que pedagógico, e hicieron que terminara ganando la desmotivación.

Justo hoy, que estoy tomando un entrenamiento en línea de tres horas sobre los fundamentos de la libertad en los negocios, como ya se ha vuelto constante entre mis mentores, la crítica a la educación nunca se hace esperar. Este señor, Eric Edmeades, empresario y conferencista canadiense, dijo que la educación está diseñada solo para quienes quieren trabajar en una fábrica: un timbre, empieza la clase, un timbre, salen a descanso, un timbre, todos en fila, un timbre, se van a la casa. En fin, años de información que no necesariamente aportan o dan sentido a la vida de los alumnos. Con tantas horas disponibles y tantos años para aprender, es decepcionante ver cómo de todo lo "aprendido" en nuestra vida diaria a través de este método de educación convencional solo necesitamos un mínimo porcentaje; no hay mucho que pueda aportar en la labor de ayudarnos a seguir nuestros sueños y desarrollarnos como mejores seres humanos.

¿Sabes, Rec?, cuando recibí a comienzos de marzo de 2006 el libro llamado Recuperar la salud, de O. Carl Simonton, jamás pensé que mi vida cambiaría del cielo a la tierra, no solo en el tema de la salud. Gracias a este libro, y al hermoso proceso que viví, página tras página y ejercicio tras ejercicio, inicié un camino de transformación a todo nivel.

Una nueva puerta se abrió, me atrevo a decir que incluso antes de empezar a leerlo, porque el centro Simonton en California USA, liderado en ese entonces por el oncólogo autor del libro, tiene una particularidad; recibe pacientes con diagnósticos médicamente incurables y pronósticos de vida no mayores a un año. Un porcentaje muy alto de los pacientes que llegan allá, superan estas expectativas y muchos de ellos no vuelven a presentar signos de la enfermedad. Cuando recibí esta información, honestamente, mi frente se arrugó e hice cara de total desconcierto. Un momento, ¿cómo así? ¿Los pacientes a quienes los médicos enviaron a sus casas porque ya no había nada más que hacer con ellos, van a este lugar y se mejoran? "Humm, esto está muy raro", pensé. Solo existen dos opciones: o nos están mintiendo, o hay una información que no nos han querido compartir a todos.

La única manera de averiguarlo era iniciar la lectura de este libro en un pacto, en un compromiso con mi salud, haciéndome responsable de la enfermedad, guardando las proporciones, claro, ya que ningún médico me había dado una sentencia de muerte, podría celebrar la vida convirtiéndome en parte de sus favorables estadísticas.

Así inició este descubrimiento asombroso de la medicina mente-cuerpo, que año tras año ha aumentado mi deseo de investigar, estudiar, aprender, reflexionar, reevaluar, desaprender y trascender. Ha sido una inmersión en un mundo casi fantasioso donde he aprendido desde cómo funciona nuestro cerebro y su neuroplasticidad, hasta la paz y la armonía que produce la vibración y el sonido que emite un cuenco en determinada nota musical.

Al comienzo de mi recorrido por este camino de sanación profunda aprendí la importancia de la relajación, de la meditación y de las imágenes mentales.

Varias veces al día visualizaba el interior de mi cuerpo y le daba la orden de subir las defensas, o le hablaba amorosamente con mis leucocitos y linfocitos para que se multiplicaran y limpiaran todo lo que no se veía bien por ahí. A veces los organizaba como por batallones de soldados y los enviaba a cada lugar de mi cuerpo a asegurase de no dejar por ahí células confundidas o mal informadas de sus funciones, que son las que terminan cansadas, sentándose por ahí, hasta que entre varias van formando tumores. Mientras pasaba las hojas e iba realizando cada ejercicio, también iba entendiendo que las enfermedades no son un asunto solo físico, sino más bien un problema de toda la persona, su cuerpo, su mente y sus emociones, y hoy me atrevo a decir que estas últimas son las que más tienen que ver con los síntomas o enfermedades.

Para entonces, ya no solo me consumía la curiosidad de saber cómo se mejoraban los pacientes, sino que además averigüé sobre casos de pacientes con igual diagnóstico y pronóstico, uno de ellos moría mientras el otro tenía una nueva oportunidad. ¿Es decir, no es solo falta de información, sino que resulta vital la manera de pensar, las creencias, la intención y hasta la forma de utilizar las palabras?

Como bien vendría a aprender años después del señor Bruce Lipton en su libro *La Biología de las creencias*, es el ambiente el que determina la condición de la célula, en términos científicos esto se conoce como Epigenética conductual. No solo nos alimentamos de comida, no, toda la información en nuestro ambiente suma o resta en nuestra salud. La actitud positiva y el inmenso deseo de vivir también son fundamentales pues producen una vibración especial que regenera e inyecta ingredientes esenciales para atravesar esta carrera de obstáculos.

El libro se esmera en hacer un recorrido para demostrarnos, como dice Lipton: que "Somos nosotros quienes controlamos nuestra biología de la misma manera que escribimos palabras en un computador. Somos capaces de editar los datos que introducimos en nuestra biocomputadora al igual que como elegimos las palabras que tecleamos". Deja también expuesto el problema tan grave que afrontamos pues en ninguna parte nos enseñan a manejar las emociones. El nivel de estrés tan elevado en el que vivimos, y que mantiene nuestros cuerpos en el punto máximo de tensión, hace que el sistema inmunológico quede inhibido y entregue espacio a la manifestación de los síntomas y enfermedades.

El fluir de nuestro pensamiento ocurre en un 97% de las veces de manera inconsciente, y la información impresa en el cableado de nuestro cerebro con cada emoción, sentimiento, palabra, acción, calificativo o herencia, ya sea la que recibimos desde el útero de nuestra madre, y hasta más o menos los siete años de edad, hacen que tengamos una vida en la que anulamos el poder de decisión y parecemos como caballito de ciudad, con anteojeras para evitar la distracción, caminando hacia adelante sin siquiera mirar lo que tenemos a nuestro alrededor.

He encontrado además otro tema en el libro de Simonton, motivo de gran discordia: el efecto placebo. Este es otro término, al que a mi manera de ver, no le dan el crédito que se merece. Aquí me detengo de nuevo y leo con atención lo que hacen las farmacéuticas: al realizar sus estudios y pruebas sobre algún medicamento, a un grupo de personas le dan una pastilla de azúcar, les hacen creer que ese es el medicamento, ¿y estas personas se mejoran? Luego, sin ningún remordimiento, descalifican lo sucedido y se refieren despectivamente a ciertos hallazgos. "Ah no, eso es el efecto placebo". ¿Perdón? ¿Una parte del estudio no va a resaltar el poder de la mente de las personas que con su pensamiento, intención y certeza lograron el mismo resultado de quienes si tomaron el medicamento? En definitiva, parece que hacemos las cosas al revés. La medicina mente-cuerpo es un tema que deberían enseñarnos desde pequeños. ¡Cómo serían de diferentes nuestras vidas y nuestras experiencias si todos supiéramos manejar la mente a nuestro favor!

Esto es lo que sucede en el caso de las "remisiones espontáneas", que es la forma de denominar los casos de las personas que se recuperan sin una explicación médica; en algunas religiones también los llaman milagros. Y no son milagros, y sí tienen una explicación: es pasar del miedo al amor, es el cambio de pensamiento, de percepción, de intención, de creencias y de filosofía de vida, que hacemos los pacientes que transitamos este camino de la sanación, al entender que la salud y la enfermedad son procesos que se activan permanentemente desde nosotros mismos. Cuando participamos activamente en nuestra recuperación, cuando tomamos conciencia sobre el ¿para qué? del síntoma o la enfermedad, reconectamos en nuestro interior con el amor, con la fuerza del ser maravilloso y único que somos, y así nos aferramos a una nueva oportunidad de estructurar y rediseñar nuestra vida como en realidad queremos vivirla. Hacemos una transfusión de vida, resignificamos nuestra biografía para cambiar la biología. Como te lo dije anteriormente, Rec, nos ponemos la camiseta y jugamos el partido de final del campeonato, dejando el alma en la cancha.

Entonces vuelvo y me pregunto, ¿es algo que no tiene explicación?, ¿es un milagro? El único milagro para mí es haber nacido, el resto depende de las decisiones de cada quien.

Han sido muchos años de ires y venires, de certificaciones y entrenamientos, desde la ciencia de la felicidad, mentoría integral, coach personal, programa avanzado de recuperación y apoyo a pacientes, armonización biosónica con cuencos, propósito de vida, mindfulness para el manejo del estrés, coach en salud, fundamentos de la bioneuroemoción, además de los más de treinta programas en la academia de otro de mis grandes mentores Vishen Lakhiani (Mindvalley), herramientas muy valiosas que he puesto en práctica, primero conmigo, y que luego he podido compartir con muchas personas.

Y sin embargo, pese a todo el camino recorrido, a los aprendizajes, reflexiones, nuevas decisiones, descubrí que seguía enfrentándome a una realidad que se repetía una y otra vez... siempre atraía a mi vida hombres que iniciaban su relación conmigo, embelesados, desbordados de detalles y atenciones, que hacían espacio en sus agendas para verme el mayor tiempo posible, y después de varios meses, parecían actores de una obra de teatro a los cuales ya no les habían pagado más su salario, y que al quitarse su máscara, colgaban con ella el papel que habían mostrado al inicio para luego marcharse. Por supuesto la tristeza no se hacía esperar, y lloraba a escondidas, sufría y nunca lograba entender qué era lo que pasaba.

Hace tres años más o menos, después de un corto encuentro sentimental que me había dejado fuera de base, recibí una llamada de mi gran amigo Arturo, me dijo: "Estrellita —como amorosamente suele llamarme—, vente para mi apartamento, tengo un video que quiero compartirte, sé que te va a servir mucho". A Arturo lo conozco desde hace mucho tiempo, pero fue después de haberte conocido a ti, Rec, que nuestra amistad se afianzó y se profundizó, a tal punto que tratamos de vernos y hablar, si se puede, una vez por semana, pues nos intrigan las mismas preguntas y temas sobre la vida. Ya instalados frente a su televisor, con un delicioso café servido en la mesa, inició el tan esperado video. En algún momento, apareció en la pantalla un señor llamado Enric Corbera hablando sobre el ego: "Las personas que manejan sus vidas desde el ego, atacan incluso antes de sentirse amenazadas". Estas no fueron sus palabras exactas pero su mensaje en ese momento resonó conmigo y me hizo entender desde dónde actuaba el personaje del encuentro corto que me había dejado sin entender nada.

Algo muy extraño me sucedió entonces, Rec.

Un par de horas más tarde llegué a mi apartamento y de inmediato busqué en internet algo más sobre ese hombre, que con tan solo una frase, había logrado que de repente empezara a entender desde dónde actuamos los seres humanos. Llamé a mi gran amiga Juanita y le dije: "Por favor, busca a Enric Corbera y mira su video". Para nuestra sorpresa y felicidad no era un video, eran muchos, comenzamos a verlos de inmediato y, como si se tratara de algo altamente adictivo, no podíamos parar. Los videos contenían numerosos conceptos sobre física cuántica que no entendíamos muy bien en ese entonces, pero en general su mensaje, la manera, el tono, la risa y algo más que no podíamos definir bien aún, hacía que pasáramos horas y más horas pegadas a esta nueva posibilidad en nuestra vida llamada Bioneuroemoción. Juanita y yo nunca nos imaginamos que este día cambiaría para siempre nuestras vidas.

No solo no podía dejar de ver los videos, además parecía que los mensajes producían algo físico, porque en ocasiones experimentaba un cansancio muy fuerte que hacía que durmiera muchas horas, o a veces podía sentir un leve dolor de cabeza. En algunos casos, cuando Corbera interactuaba con algunos de los asistentes a sus conferencias, varios de los personajes aseguraban haberse curado de alguna enfermedad con el solo hecho de escuchar o ver los videos. Por fin un día entendí qué era lo que sucedía: en alguna de las conferencias una señora empezó a bostezar y él al verla le dijo: "Tranquila, cariño, puedes dormir, lo que yo hablo va directo al inconsciente, y si estás dormida, la información llega mejor".

Una sensación me dejaba toda esta información que él compartía: era como si alguien me estuviera contando un secreto que había estado siempre ahí disponible, pero por alguna razón, no todos estábamos aún en sintonía para recibirlo.

Algunas frases comenzaron a tener un significado importante en mi vida, unas son del mismo Corbera y otras del psicoanalista y psiquiatra suizo, Carl G. Jung. Una de ellas es hoy en día como un mantra, la tengo presente cada día de mi vida: "La salud es la coherencia entre lo que pienso, siento y hago". Y a esa frase yo le añado: "Lo que digo". Con esta idea sentí el abrazo cálido de un nuevo amanecer, por fin podía darme cuenta en la desarmonía o disonancia en la que vivimos, siempre pensando una cosa, sintiendo otra muy diferente, diciendo lo que no es y haciendo las cosas para quedar bien. Y como consecuencia de este sancocho trifásico, el cuerpo no aguanta más y hace intentos para comunicarse con nosotros a través de los síntomas, para hacernos parar y pensar. O cómo bien lo dice Jung: "La enfermedad es el esfuerzo que hace la naturaleza para curar al hombre", o en esta otra: "La vida no vivida en una enfermedad de la que se puede morir".

Rec, muchas nuevas palabras empezaron a formar parte de mi pensamiento y por consiguiente de mi reflexión: programas, proyecciones, culpa, víctima, juzgar, polaridades, perdón, integración, trascendencia, conciencia y coherencia. Pero el momento en que esto hizo que tomara acción inmediata, fue un día en el que durante su interacción con el público Corbera le dijo a una mujer: "Si hay una situación que se repite y se repite en tu vida, es porque no has podido tomar conciencia, y te lo digo, cariño, eso no es tuyo, eso es de alguno de tus ancestros".

No sabía si saltar o llorar de la dicha.... ¿Esto que se repetía una y otra vez en mi vida no es mío?, ¿Hay forma de sanarlo? ¿Y por fin tomar conciencia? Ya mismo, ¿Dónde? ¿Cómo? ¿Cuándo? ¿Con quién?

Y corrí al escritorio y me dije: "Tiene que haber en Colombia alguien que sea acompañante en Bioneuroemoción". Hice una pequeña búsqueda y la única persona que encontré que tenía una foto con Corbera, fue Pedro Silva, quien me inspiró la confianza para contactarlo y pedir una cita de inmediato.

Fue un trabajo interior profundo, fuerte, doloroso, pero también transformador y sanador. Encontré una realidad muy reveladora llamada desvalorización, esto era lo que no había podido hacer consiente en mi vida y por eso me repetían la lección una y otra vez. Esta desvalorización no es gratis, y tampoco es nueva. Viene en general por el rol y el lugar que se le ha dado a la mujer a través de los años, a través de la historia, siempre inferior, no tenida en cuenta entre otras cosas, y a eso hay que sumarle las historias familiares de bisabuelas y abuelas algunas casadas por obligación, que no amaron a sus parejas, cargadas de hijos que ni siquiera tuvieron la oportunidad de pensar si deseaban tener o no, soportando cualquier clase de maltrato, mujeres que vivieron la mayor parte de sus vidas en medio de la infelicidad sin poder expresarlo siquiera. De toda esta realidad de desvalorización, y en el afán que nos carga a las mujeres en la época actual de superar a los hombres, dejando de lado nuestras responsabilidades biológicas, es que logro entender por qué el cáncer de seno y en general de los órganos femeninos, se ha vuelto masivo, casi como si fuera una epidemia. Y no podría ser diferente si se tiene en cuenta que la desvalorización y la desesperanza son los ingredientes seguros para terminar en alguna de estas condiciones. Y lo llevamos, y lo cargamos todas, directa o indirectamente.

Después de tres sesiones largas y con un camino hasta el fondo de las emociones, acompañado y reforzado por el inicio de mi certificación en los fundamentos de la Bioneuroemoción, pude tomar conciencia de los programas que tenía instalados, y lo más importante, pude sanar todo este conflicto femenino y devolver lo que no era mío.

A lo largo de este proceso también me di cuenta de la manera inconsciente como justificamos todo, llenos de creencias limitantes que ni siquiera cuestionamos; me enfrenté a ese baúl de los recuerdos donde el cerebro envía las experiencias dolorosas para bloquearlas y así no volverlas a recordar; pude reconocer que había vivido en el papel de víctima toda la vida, sin tomar responsabilidad de todo lo que en ella ocurría; empecé a ver con claridad cómo lo que me molesta del otro, solo me hace espejo de algo que no he podido hacer consciente aún. Ahora sé que si juzgo o hablo del otro esto dice más de mí que de quien estoy hablando. Soy el observador de cada experiencia, y puedo decidir de qué manera lo hago, desde el amor y la unidad que somos todos, donde además soy consciente de que lo que vivo es la proyección de mi estado mental, o desde el miedo y la culpa que de inmediato me separan del amor y de la conciencia. Cuando puedo observar desde el amor, sin juzgar, sin culpar, sin el papel de víctima y haciéndome responsable de todo, es cuando puedo comprender el ¿para qué? llega esta experiencia a mi vida, entonces puedo trascender la información para llegar al perdón, y ya a esta altura del trabajo interior me encuentro en tal estado de paz y armonía perfecto, que es justo ahí cuando comprendo que ya no hay a quién perdonar, pues nadie me hizo nada.

Entre más conciencia vamos tomando, con mayor claridad vamos observando, pero la Bioneuroemoción no es una terapia, ni hay allí quien te diga lo que debes hacer, hay un acompañante que te ayuda a quitarte la venda de los ojos y te ayuda a desempolvar el corazón, de ahí en adelante si quieres ver resultados maravillosos, entras en un estado mental permanente, de conciencia absoluta, de observación constante, donde empiezas a descifrar cada síntoma, donde entiendes que las emociones no son psicológicas, son biológicas, y te están queriendo mostrar algo.

Decidí vivir de esta manera y encontré una vida totalmente diferente. Es como jugar a un juego de pistas, en donde cada persona y cada situación, me da una información que debo seguir para poder entender, cada pista me lleva a una ficha y entonces es mi decisión o no, armar cada rompecabezas.

Ahora cuido mis pensamientos, pues de acuerdo con ellos voy creando mi realidad. Indago qué hay detrás de cada emoción, para encontrar la creencia que lo sustenta y de cuáles programas se alimenta. Como se presenta mi vida en el exterior me va mostrando cómo estoy por dentro.

Al dejar de lado la culpa, al abandonar el victimismo y el acto de juzgar a los demás, me permito vivir en paz.

Puedo decirte, Rec, que guardo un gran respeto y una gratitud profunda por todas las mujeres de mi clan femenino, pues sus experiencias y sus desaciertos me han permitido tomar conciencia; sus lágrimas y sus tristezas reprimidas han encendido mi corazón, y tengo la certeza de que cada una hizo las cosas de la mejor manera posible, y en nombre de cada una de ellas, en especial mi bisabuela la nona Pachita, mi abuela la Mamía y mi hermosa mamá, elijo transitar este camino de la maternidad desde el amor, la conciencia y el respeto, es mi compromiso con el hermoso regalo de "posdoctorado" que la vida me dio, por el invaluable aprendizaje y sanación del camino recorrido.

Un abrazo, querido Recnac.

Carta número cinco

Hacia finales de mayo de 2014, querido Recnac, tomé un vuelo hacia el sur del continente que duró aproximadamente cinco horas y cuarenta y ocho minutos.

Llegué un veinticinco de mayo, para ser más exacta, y de camino al centro de la ciudad de Buenos Aires, me crucé con varios eventos públicos en plazas y parques pues ese día era feriado nacional. Me quedé en un pequeño y acogedor apartamento, ubicado en la esquina de la Avenida Corrientes con Maipú, a tan solo doscientos metros del Obelisco. Para llegar a la Fundación Salud, debía caminar en dirección al Obelisco, hasta la avenida más ancha del mundo, la 9 de Julio, bajar a la playa subterránea y tomar la combi Dársena 11, que me llevaría en cuarenta y cinco minutos hasta la puerta de la fundación, la combi es lo que aquí en Colombia llamamos colectivo.

Al bajarme me encontré con un portal doble de madera, que daba una tímida bienvenida. Desde antes de bajarme de la combi ya me hacía a la idea de la extensión de esta hacienda donde circulaba un ambiente de paz, armonía, y amor, con extensos prados a su alrededor, además de caminos y grutas adornados con piedras, flores y agua. Una hacienda llena de árboles; una gruta forrada en cuarzos desde donde se observaba la caída de una fuente que hacía las veces de velo y desde ahí dentro permitía seguir explorando ese mágico lugar. El cielo era casi todo el tiempo azul oscuro e intenso, ya el final del otoño le daba paso a la llegada inminente del invierno. Hacía frío, del que se cuela en los huesos, pero durante el día era tal la conexión interior, las sonrisas, las palabras positivas, los abrazos cargados de amor que no sentía ni frío, ni hambre, ninguna incomodidad.

El salón de eventos contaba con unas treinta sillas reclinomáticas de cuero muy cómodas, ubicadas en media luna, y como llegué con bastante anticipación, pude escoger en cuál sentarme, ya que ese sería mi lugar por los siguientes cinco días, de ocho de la mañana a siete de la noche. Mis compañeros del P.A.R.A (Programa Avanzado de Recuperación y Apoyo) presentaban síntomas y enfermedades de todos los sabores y colores: depresiones, problemas de tiroides, diabetes, esclerosis, parálisis, en fin, y por supuesto, el tan temido cáncer.

La fundación inició sus labores hace treinta años apoyando a pacientes con cáncer, pero con el paso del tiempo, gracias a sus aprendizajes y experiencias, entendieron que las enfermedades son exactamente lo mismo: mensajes que se manifiestan de manera diferente, razón por la cual reciben a cualquier persona que esté interesada en generar salud.

Ese primer día la sesión tardó en comenzar, porque le daban tiempo a las personas que no sabían cómo llegar hasta allí. No pasaron más de treinta minutos, pero como tenía muchas ganas de iniciar esta travesía, me pareció eterno el rato que esperamos. Como una niña chiquita que aguarda una sorpresa, me estiraba en la silla intentando divisar si aparecía alguien y así pudiéramos comenzar. Por fin pude ver cómo de la casa principal de la hacienda, salía Stella rumbo al salón de eventos, con una sonrisa permanente y esa plenitud de paz y de tranquilidad que transmitía con cada paso, siempre vestida de blanco al igual que las demás personas de su equipo de trabajo, que le ayudaban en todo el manejo y la organización. Se me aceleró un poco el corazón, con la sensación de querer amarrarme el cinturón de seguridad como si supiera que me estaba montando en una montaña rusa, lista para las subidas, las bajadas, los giros inesperados, las sensaciones de vacío, los gritos de alegría, los momentos de aguantar la respiración, las risas nerviosas, y en general toda la carga de adrenalina de unas vueltas bien dadas.

Se sentó frente a nosotros tras un modesto escritorio, con una copita de jugo de uva y lo primero que dijo, en un tono más bien grave, pausado y tranquilo, fue: "Si ustedes están aquí porque no quieren morir, entonces vinieron al lugar equivocado". El silencio y la sorpresa fueron tales que no se escuchó ni un respiro de nadie por algunos segundos. Yo juzgué su manera de iniciar el programa, sobretodo al pensar en los pacientes que tal vez venían con su pronóstico de vida pendiendo de un hilo. Luego con toda la dulzura retomó: "Todos vamos a morir... entonces si usted está aquí, es porque quiere vivir, dar más vida a la vida, vivir con intensidad, mejorar su calidad de vida. Y a continuación pronunció una de mis frases favoritas y que tanto le cuesta a la gente entender: "No hay que luchar contra la enfermedad, hay que vivir". Y yo le agrego: "Y hay que apostarle a la vida, al amor y a los sueños".

La palabra lucha es una de las que removí de mi diccionario hace ya muchos años. Nada más decirla, hace que la postura corporal y la expresión facial cambien y no precisamente de manera positiva. Solo cuando se entiende que la enfermedad es una mensajera se puede transitar por este camino de una manera diferente. Como bien lo dice Stella: "La enfermedad es una invitación del alma para cambiar de ruta".

Y así inició una semana donde tuve la oportunidad de realizar un viaje interior muy profundo de la mano de Stella Maris Maruso, directora de la Fundación Salud, experiencia que pude vivir como si fuera un paciente. Experimenté todo en carne propia, para seguir mi camino de aprendiz permanente de la vida, y luego poder compartirlo con otras personas a quienes actualmente, y desde hace ya varios años, acompaño en sus procesos.

Los días eran largos, pero Stella tenía una manera particular de darle un matiz diferente a cada fragmento del programa. Cuando el tema necesitaba amor y dulzura, ella los mostraba a flor de piel, y si por el contrario, necesitaba ser dura y fuerte, lo lograba, mientras yo solo trataba de escurrirme en la reclinomática para evitar que me hablara directamente. No faltaron la risa, el baile y los momentos emotivos al escuchar algunas historias, también recordé mi proceso y solté unas lágrimas de vez en cuando.

Este viaje fue enriquecedor, amplié mi caja de herramientas y salí con el corazón inflado de amor, por mí y por todo el universo. Sigo agradecida con la vida por esta oportunidad. Estas frases me han acompañado siempre, desde que las escuché de Stella en aquella ocasión:

"Tenemos un potencial interior desactivado, desactualizado".

"Hay gente que muere de una estadística".

"Es mejor estar desinformado vivo que informado muerto".

"Hay personas que mueren de cáncer y personas que viven de cáncer".

"Más del 90% de la energía se consume por las "catástrofes imaginarias", miedos y preocupaciones en algo que no existe, que ni siquiera va a ocurrir".

"Nacimos con los cien músicos y sus instrumentos, pero en la sinfonía de la vida utilizamos quince… y a veces desafinados".

"Hay que asombrar y sorprender al sistema inmunológico".

Esta última frase sobre el sistema inmunológico es parte vital de mi día a día, e intento sorprenderlo cada vez que puedo, haciendo cosas diferentes, cambiando de ruta hacia el consultorio, probando nuevos platos, utilizando la mano izquierda para lavarme los dientes, peinarme, o untarme la pestañina, atreviéndome a usar algún color diferente en mi vestuario; cuando el sistema inmunológico se aburre pierde su poder, entonces es muy importante no caer en monotonías.

Cuando por fin empecé a entender el poder de la mente, recordé varios ejemplos de visualización o del efecto placebo, que desde mi perspectiva, son magistrales oportunidades de ver cómo la mente puede ser o la mejor aliada o nuestra peor enemiga.

Recuerdo un experimento en el que reunieron a un grupo de mujeres con cáncer de seno, lo dividieron en dos, y les advirtieron que el medicamento que les iban a administrar tenía efectos secundarios tales como la caída del pelo. A la mitad del grupo no le dieron el medicamento, solo una pastilla de azúcar, y al otro, la droga real. El resultado: al sesenta por ciento de las mujeres que no tomaron el medicamento real, se les cayó el pelo. También tuve noticia de un experimento con un grupo de personas que iban a ser operadas de la rodilla. A la mitad los operaron y a la otra mitad solo les hicieron una incisión para que pensaran que sí habían sido operados, y sorpresivamente presentaron los mismos resultados que los operados realmente.

Estos son solo algunos casos en los que se ve el poder del pensamiento, de la mente y de la palabra.

Por el lado de la visualización, recuerdo uno en especial con unos jugadores de baloncesto. Dividieron el grupo en tres, al primero le pidieron que practicara tiros libres directos a encestar el balón, uno tras otro. Al segundo grupo que practicara tiros libres, tal como al grupo anterior, pero la mitad del tiempo debían hacerlo solo visualizando el lanzamiento a la cesta. El tercer grupo solo visualizó el lanzamiento de tiros libre a la cesta. Al final del ejercicio, cuando tuvieron que hacer los tiros libres para medir el resultado, quienes lo hicieron mejor fueron los que tan solo visualizaron y no movieron un dedo siquiera, seguidos por los que visualizaron la mitad del tiempo; los que menos tiros encestaron fueron los que físicamente practicaron una y otra vez.

Por estas y muchas otras razones yo he decidido entrenar mi mente para que juegue a mi favor, también estudiar constantemente para seguir coleccionando herramientas valiosas y construir un equipo ganador, que sume y nutra mi vida.

Ahora que te cuento del poder de la mente, Rec, puedo recordar que la persona que primero me hizo ver esto en la vida, fue mi papá. Cuando yo era pequeña él se acercaba y tomaba mi pierna para hacerme cosquillas en la planta del pie, a lo que yo reaccionaba como lo haría cualquier niño, con risa y pataleando para defenderme. Él se detenía y me decía en forma pausada: "Tú puedes controlar que no sientas cosquillas con la mente", yo a esa edad lo miraba un poco incrédula, pero empezamos a practicar y de ahí en adelante cada vez que tomaba mi pie me decía: "Concéntrate, no sientes cosquillas", hasta que lo logré y así fue, y todavía hoy, si no quiero sentir cosquillas, no las siento.

La historia del papá de Stella fue la que le dio vida a la Fundación Salud y vale la pena que te la cuente, Rec, porque es crucial. Teniendo en cuenta que hace treinta años no contaban con los avances que tenemos ahora.

Al papá de Stella le pronosticaron tres meses de vida, por un diagnóstico de cáncer de próstata diseminado al hígado, como te dije, hace ya más de treinta años. En ese entonces a nivel clínico, para su pesar, no había nada que hacer con él. Stella había asistido a un curso de temas relacionados con medicina mente-cuerpo, confiesa ella que fue solo para ver de qué manera los exponía y hacía quedar mal por engañar a la gente. No pudo meter la cucharada y salió confundida y con muchas inquietudes. Al enfrentarse a la situación de su papá, recordó la carpeta con todo el material aprendido en ese curso, se lo mostró a su papá, y le dijo: "Mirá, acá tengo varios ejercicios, no tengo ni idea de si funcionan o no, pero podemos intentarlo". Afortunadamente, el papá con la mejor actitud le contestó: "Pues si no le ganamos a la enfermedad por lo menos la aburrimos, y si nadie se ha curado, yo seré el primero". Al año de iniciar el trabajo de meditación, relajación y nutrición de la mano de Stella, ya no presentó células cancerígenas y vivió dieciocho años más, murió de viejo, a causa de un infarto. Desde ese momento Stella prometió compartir la información que le había permitido a su papá contar la historia por muchos años más, y que además ha servido de inspiración a miles de pacientes.

Estamos de acuerdo, todos somos diferentes y no todo funciona de la misma manera, pero de algo sí estoy segura, y es del poder de la actitud y del pensamiento positivo. Una actitud positiva lleva todas las de ganar, así lo demostró el papá de Stella y lo he visto con frecuencia cuando conozco algún paciente atravesando su proceso de cáncer.

En Argentina aprendí una de las palabras más largas y difíciles de pronunciar de corrido: Psiconeuroendocrinoinmunología, que es la manera de entender cómo la mente, las emociones y el cuerpo están íntimamente relacionadas. Su objetivo es darle cada vez mayor valor al ambiente que nos rodea. Pues nos nutrimos no solo de comida, sino de la vibración y energía de los lugares, situaciones, personas, palabras, acciones y pensamientos.

Cuando se atraviesa un proceso de enfermedad, no es solo información para el paciente, todo su entorno también recibe un mensaje, y en una buena sociedad, cada quien se compromete y juega un papel estelar. El equipo médico y clínico tiene una responsabilidad, la familia otra diferente, y el paciente una más profunda. El paciente pone su mejor actitud y tiempo para reflexionar y desaprender, pero si no tiene un buen médico, ahí sí podría encabezar la lista de los eliminados de la final del campeonato.

Si los médicos fueran conscientes del poder que tiene su palabra, su mirada, su actitud y un abrazo, otro sería el panorama de miles de pacientes desilusionados.

Algunos médicos tienen cada vez menos tiempo e interés en atender al ser. Se limitan a buscar una solución rápida a un diagnóstico, y olvidan por completo que la parte física es tan solo uno de los componentes del ser humano. Este es el origen, creo yo, de la inmensa tendencia a buscar medicinas alternativas para apoyar estos procesos, ya que por lo general estos médicos más integrativos, conceden tiempo para conocer a sus pacientes, para tomarles la mano mientras se desahogan, ofrecen una mirada llena de compasión y de apoyo honesto, y cierran cada encuentro con un abrazo donde el paciente sale recargado de amor y de buena energía para seguir adelante. Esto es lo que he visto a mi alrededor y en mi propia experiencia con Santiago Rojas y todo su grupo de trabajo.

El amor, el cariño y las sonrisas se veían y sentían desde que se abría la puerta, el ejemplo más honesto de esto era Evita, quien en ese entonces llena de amor, ofrecía agua aromática y café a quienes estábamos en la sala de espera. Hoy, doce años después, cuando me la encuentro atendiendo en la farmacia, nos damos un abrazo lleno de sentimiento, porque ella estuvo conmigo durante todo el proceso como si fuera parte de mi familia. Contar con el apoyo y acompañamiento de Santiago y su equipo durante varios años, desde antes de la cirugía hasta muchos años después, ha sido un privilegio. Sus palabras, reflexiones, cuestionamientos, disponibilidad, y por supuesto, su amor y sus abrazos, sumaron a mi sanación y al redescubrimiento del ser maravilloso que soy, pero que había olvidado por completo.

Ya después de algunos años como paciente de Santiago, pasé a ser su amiga y a recomendarle pacientes. Y de vez en cuando daba una pasada por su consultorio solo a saludarlo y a cargarme de buena energía con uno de sus sostenidos abrazos. Santiago se ha vuelto mi mentor, todo lo que hace es motivo de inspiración y siempre aprendo mucho a su lado. Hoy en día si algo importante me pasa, me siento en disonancia, o necesito tomar una decisión importante es al primer lugar al que voy. Él es testigo fiel del proceso tan maravilloso que he vivido, de las subidas y las bajadas, de los aprendizajes y las reflexiones. Me ha acompañado en este tránsito hacia mi interior, en el que he ido soltando las cargas, resignificando y sanado mi energía femenina, hasta el punto, en el que como él mismo lo dijo, a mediados del año pasado, para ser más exacta, el 15 de junio de 2017 a las 4:15 de la tarde, haber recibido mi regalo de "posdoctorado".

Luego de entrenar mi mente y conocer su poder infinito durante el proceso del cáncer, lo he utilizado, no solo en temas de salud, sino para todo, temas de trabajo, de estudio, de amistad, familiares.

Para empezar a entender nuestra mente, hay que darles una mirada a nuestros pensamientos. ¿Cómo pienso? ¿Qué pienso? ¿Qué es lo que mi mente repite una y otra vez y yo ni me he enterado? ¿Qué tan consciente soy?

Lo que pienso diseña mi mundo: como estoy en el interior se refleja en mi exterior.

Después de entender el manual de instrucciones que nadie nos comparte, saqué de mi vida todos los síntomas, dolencias, o creencias que no estaban alineados en mi nueva esencia de salud.

Siempre había sufrido del colon, de sinusitis, necesitaba gafas para trabajar en el computador, me dolía la rodilla derecha cuando hacía frío, me enfermaba si salía y estaba lloviendo, y hasta se me rajaba la lengua cada vez que comía piña. Todo esto ahora hace parte del pasado, algunas situaciones las miré con mayor profundidad, sobretodo aprendí a observar qué estaba pasando justo cuando me dolía el colon, o me molestaba la rodilla, y támbien empecé a observar cuáles eran las frases grabadas en mi sistema, por ejemplo: "Si salgo del calor al frío me da sinusitis", con una declaración de esta magnitud ¿qué me iba a pasar cada vez que saliera del calor al frío? Pues sinusitis. "Cuidado, no salgan, porque con el frío y la lluvia se enferman", pues me enfermaba. "Si como piña se me raja la lengua", este es el trabajo más reciente que tengo en mi lista. Ya puedo comer piña sin problemas.

¿Cómo lo hice? muy fácil, pensando diferente, y repitiendo una información nueva, ahora cada vez que voy a comer piña, en vez de pensar: "Se me va a rajar la lengua", digo: "Qué delicia esta piña… me la como feliz" de igual forma, cuando salgo a la calle y está lloviendo o haciendo frío, repito varias veces: "Es solo el clima, nada tiene que ver con gripas ni resfriados ni nada".

El poder del pensamiento y de la palabra es tan profundo, que debería ser una materia obligatoria para todos. Llevo casi dos años sin enfermarme, por mucho una gripa ligera, y esto es gracias al nivel de conciencia que he ido despertando, a la coherencia entre lo que pienso, siento, digo y hago; también a que vivo en prevención, es decir, actúo a favor de la salud y ya no cargo las emociones y el estrés por años para que luego ya sea demasiado tarde. Y esto no quiere decir que no presento algún síntoma de vez en cuando, pero no pasa a mayores, pues me detengo, respiro y observo, para interpretar el mensaje que me trae esta situación, poder reflexionar, soltar y aprender lo que necesito en ese momento, para no entrar en incoherencia y no llegar a necesitar de un mensajero mayor.

Esto me hace recordar, querido Rec, un caso que narra Deepak Chopra de cuando aún era médico clínico tradicional.

Llegó a su consultorio una señora con un cáncer muy avanzado, de esos casos que se consideran irreversibles. Afortunadamente cayó en manos de un doctor con corazón y sentimientos, pues Chopra se sintió incapaz de decirle que por las estadísticas le deberían quedar unos tres meses de vida. La señora fue a consulta y él le dijo: "La situación no está fácil, pero mantenga su esperanza, así va a estar tranquila y va a estar bien". Cuando la señora le preguntó para cuándo quedaba su siguiente cita, él respondió: "En cuatro meses nos vemos". Se despidieron amorosamente y él pensó que no la volvería a ver. Cuatro meses más tarde, la señora entró a la consulta y Chopra hizo tal cara de asombro, que la señora le dijo: "Uy, doctor, ni que hubiera visto un fantasma. ¿Acaso usted no me dijo que iba a estar bien? Pues así me siento". Y revisaron los exámenes de la paciente quien mostraba una mejoría notoria, y fue entonces que Chopra empezó a cuestionar el papel que juegan la mente, los pensamientos y las palabras, e inició su nuevo camino, alejado de la práctica clínica tradicional.

También he leído sobre casos muy tristes, en los que le entregan al paciente los resultados de los exámenes, el doctor les dice que no hay nada más que hacer con ellos, los mandan a la casa a arreglar sus cosas, y mueren. Después de esto se dan cuenta del error, de una confusión, pues le habían entregado los exámenes de otra persona.

Hoy en día, en el mercado venden unos globulitos blancos para los síntomas del resfriado y la gripa. No tengo nada en contra de ellos, pero siempre a las personas que los toman y dicen que les funciona les pregunto, ¿quién te lo recomendó y qué te dijo? Por lo general la persona que recomienda estos globulitos le afirma a la otra algo así como: "Tómese estos globulitos, son mágicos, si le va a empezar la gripa no le da, y si ya tiene se la quita en un día".

Esto es algo que atesoro con un cuidado extremo: estar muy consciente de mis pensamientos, de las palabras que uso y por su puesto de lo que recibo y permito de los demás. Si no me gusta lo que veo, lo que siento o la situación que se me presenta siempre observo mis pensamientos, porque como ya sabes, Rec, no juego más de víctima y eso me hace responsable de todo a mi alrededor, sé que puedo comparar esto con un computador, su sistema operativo y la impresora. Lo que sentimos y pensamos, queda escrito en el computador, el sistema operativo recibe el mensaje y así empieza a funcionar, ya sea consciente o inconscientemente. Hasta este momento todavía hay tiempo de revisar, reflexionar, tomar conciencia y cambiar de estado, porque en el momento en el que damos la orden de impresión, ahí ya no hay vuelta atrás, y si lo expresado fue negativo, en esa vibración y energía vamos a permanecer y se va a convertir en nuestra realidad. Y entonces vamos a tener días miserables, lamentándonos, victimizándonos, viendo como nos cayó la roya, o lo de malas que somos, etcétera... y como no nos tomamos el trabajo de cuestionar los pensamientos, las creencias y los programas, así permanecemos. Ahora, si nos permitiéramos cuestionarlo todo, tendríamos unos días repletos de emociones positivas, aprovecharíamos cada persona y experiencia para aprender y crecer, viviríamos con una sonrisa de oreja a oreja y en un mar repleto de posibilidades.

Como todo en la vida es una decisión, yo desde hace muchos años elijo vivir cada día como si fuera el único, y gozarme cada minuto y cada situación.

Sí, Recnac, que al final del día pueda decir tranquilamente, si hoy se acaba mi vida, me voy feliz.

Vuelvo a escribirte pronto.

Carta número seis

Hoy he estado pensando en que la primera vez que tú supiste de mí, Recnac, fue a través de mi música, y es justo de este tema del que ahora quiero contarte.

La música ha sido y será parte esencial de mi existencia.

La he experimentado en gran variedad de géneros, expresado de diversas maneras; en mis propias composiciones y también a través de la interpretación de otros autores.

Anoche precisamente estuve en un concierto que llevaba esperando tres años. Un artista español, que con sus letras y acordes ha logrado estremecer mi alma. A diferencia de varias de las asistentes que gritaron y cantaron a todo pulmón, yo decidí experimentar este mágico concierto intentando bloquear todas las distracciones del ambiente para centrarme solo en él, en su expresión, en su corazón y en cada detalle de luces, video y por supuesto, en sus músicos. ¡Qué capacidad de generar emociones, qué simplicidad para decir las cosas más profundas y qué talento en su voz, su guitarra y su piano!

Por momentos sentí rasgado mi corazón, no por estar pensando en alguna historia de mi pasado, sino por estar conectada con su manera de sentir y de transmitir. De repente, con un solo acorde de guitarra y la vibración de sus cuerdas, fue suficiente para sentir cómo se iban despertando y levantando los pelos de mi brazo izquierdo, estremeciendo mi cuerpo en un fugaz y frío recorrido hasta mi nuca. Él logró, al sostener una nota larga y con su rasgado particular al final, que se abriera un hueco enorme en mi pecho y que perdiera la respiración por unos breves momentos. Todo el concierto fue impecable y lo disfruté con cada fibra de mi alma. Cuando salió a regalarnos otras canciones y estaba solo en el escenario con un piano negro de cola, fue el momento en el que logró humedecer mis ojos, deslumbrada, no solo porque el piano es mi instrumento favorito, sino que esta vez la canción sí trajo a mi memoria un personaje que tendrá siempre un lugar muy propio en mi corazón. Las lágrimas no fueron de tristeza, por el contrario, me sentí inmensamente honrada de haber podido amar a alguien de la manera en que lo hice, de la manera como lo hicimos.

"Regálame tu risa, enséñame a soñar. Con solo una caricia, me pierdo en este mar. Regálame tu estrella, la que ilumina esta noche, llena de paz y de armonía y te entregaré mi vida. Haces que mi cielo vuelva a tener ese azul, pintas de colores mis mañanas solo tú, navego entre las olas de tu voz y tú y tú y tú y solamente tú, haces que mi alma se despierte con tu luz, y tú y tú y tú".

Pablo Alborán.

Sigamos hablando de música, Rec, uno de mis temas favoritos.

Hay una historia que marcó un antes y un después en mi relación con ella, por eso te voy a contar todos los detalles.

En febrero de 1998 estuve en la celebración del cumpleaños de mi amigo Roberto Cano. Como regalo, mi amigo me pidió un casete con mis canciones grabadas. Este proceso en aquella época se hacía de manera muy sencilla: se compraba un casete virgen, se ponía en la grabadora y se oprimían en simultánea las teclas Play y Rec. Eso sí, no había lugar a equivocaciones, porque entonces había que detener la grabación, retroceder y volver a empezar. Mi amigo, al recibir su regalo, no dudó en reproducirlo en el equipo de sonido de su casa. Tan buena suerte tuve que en la fiesta se encontraba un empresario de conciertos que trabajaba para el Palacio de los Deportes, y unos días después recibí una llamada que marcó mi carrera musical para siempre.

La llamada empezó muy cordial pero mi corazón se paralizó cuando escuché: "¿Quieres abrir el concierto de Armando Manzanero?"

Esta era una oportunidad muy importante para mí, pero a esa altura de la vida, pese a que había estado cantando en público desde los catorce años, no tenía intenciones de grabar un disco, y más remota aún la idea de que una canción mía sonara en la radio.

Con frecuencia a los artistas que cumplían con estas características (disco y radio) eran a quienes les ofrecían hacer de teloneros de los artistas internacionales que visitaban nuestro país.

Movida por el miedo, la inseguridad y el autosabotaje que nos acompañan a la mayoría de los seres humanos, por supuesto, dije que yo no era la persona para hacer eso, que no tenía nada grabado, y que solo podía interpretar algunas de mis canciones acompañada del piano de mi gran amigo Germán Peña, con quien cantaba en eventos, restaurantes o en alguna casa, solo por la alegría y placer de hacerlo. Por más trabas que puse, tuve el inmenso honor de abrirle el concierto a Armando Manzanero, a quien había admirado desde lo más profundo de mi corazón, porque los boleros siempre han tenido un lugar importante en mi repertorio.

Si en ese entonces hubiera tenido toda la información que tengo ahora, habría podido controlar mi mente, que actuaba desde el miedo, miedo que hizo que perdiera casi toda la voz, a pocos días de la esperada noche.

Me ganaron los nervios, la inseguridad; tenía muy inflamada la garganta, y el dolor a la hora de emitir algún sonido era intenso. Ya en el camerino unas horas antes de cantar, me pusieron en el brazo derecho una inyección de cortisona que tenía un efecto antinflamatorio inmediato, gracias a eso pude recuperar mi voz y atender esa hermosa invitación del destino. Es cierto que tenía experiencia cantando en público desde el año 1987, pero cantar ante cinco mil personas, que además no iban a verme a mí, fue todo un reto.

Manzanero es un corazón con patas, le brota el amor y el cariño por sus poros. Cuando terminé mi presentación me estaba esperando justo por dónde debía salir y me recibió con un gran abrazo. La verdad, Rec, me sentí, muy bien, como quien saca un sobresaliente en su nota, me sentí admirada. Es posible que hubiera desafinado un poco por los nervios y porque a veces al cantar en lugares grandes, si no se tiene la experiencia, manejar los retornos de sonido puede ser complejo. Pero lo que sentí fue algo grande, como si una ola de mucha energía viniera hacia mí, ¡cinco mil personas aplaudiendo! Después de este concierto, empecé a analizar si eso era lo que quería para mí, una carrera en el mundo del espectáculo.

Al año siguiente, de nuevo recibí una llamada del Palacio de los Deportes, esta vez querían que abriera las tres noches de concierto de Joan Manuel Serrat. Otro bonito reto, aquella vez tuve un poco más de tiempo para ensayar con una banda acompañante y como fueron tres noches, también tuve varias oportunidades para hablar con Serrat, un hombre caballeroso, siempre elegante y bien puesto. Con ese tono pausado y su acento delicioso que lleva casi como otra canción, me miraba con su sonrisa como cómplice, a veces subiendo un poco las cejas, me cuidaba y me daba consejos como si fuera mi papá, repetía una y otra vez que el mundo del espectáculo era muy duro, que lo pensara bien.

Para dedicarme de lleno a la música, debía tomar varias decisiones, por un lado había recibido clases de tiple, cuatro, guitarra, cantado desde pequeña en el coro, luego en la murga del colegio y posteriormente en la orquesta Sabor Colombiano; para este entonces, en el año 2000, ya había probado varios géneros musicales: tropical, baladas, boleros, rock, y hasta música house de la época de los noventa; era compositora también desde los catorce años, y había iniciado no hacía mucho mi formación vocal. No creo en las coincidencias, Rec, pero si me asomo desde la ventana en donde vivo actualmente, puedo ver en diagonal un edificio no muy alto, donde años atrás era la casa de Silvia Moscovich, quien fue mi primera profesora de técnica vocal.

Buenos amigos con los que había hecho jingles, o trabajado de alguna manera en la música, me ayudaron a hacer un demo con el cual decidí empezar a probar suerte en Miami y acá en Bogotá. Lo envié a varias disqueras y lo mostré en muchos lugares. También aproveché mi estadía en Miami para estudiar técnica vocal con uno de los profesores del equipo de Kike Santander, mi formación hasta ese momento había sido clásica, bases muy importantes, pero para lo que quería de ahí en adelante necesitaba un enfoque más actualizado, más contemporáneo. Entre ires y venires de Miami a Bogotá, recibí una llamada de la disquera Sonolux con la propuesta de grabar un disco compacto. Regresé de inmediato a Bogotá y tuve la fortuna de trabajar con Eduardo de Narváez como productor y con Juan Carlos Rivas (El Chato), quien hoy en día sigue siendo un gran amigo, bajista de mi banda y productor de mis trabajos musicales.

Mejores tiempos vendrán, es una canción que escribí mientras vivía en Miami, y le dio el nombre al trabajo musical grabado con Sonolux en 2003.

Para abreviarte el cuento, Rec, hice la vuelta completa, entrevistas, prensa, algunas canciones sonaron en radio y hasta fueron parte de una serie de televisión que se encontraba al aire en esa época: Francisco el matemático, y aunque suena como si todo hubiera marchado bien, no fue así. Y pude ver la otra cara de este negocio. Para serte honesta, no me gustó y después de esperar dos años por mi carta de libertad, decidí hacer un alto y pensar mejor las cosas.

Con Moisés Herrera, otro gran partner de la música, comencé a darle vida a un nuevo trabajo musical, esta vez sin disquera, podía darme el lujo de escoger qué canciones quería y participar de todo el proceso, arreglos, grabación y producción. Elegí diez canciones de mi autoría, de géneros diferentes en donde podía mostrar mejor el tipo de artista que era.

La producción de este trabajo musical estuvo en pausa por un tiempo, tuve que hacer un cambio radical en mi vida y me ausenté por dos años, fue como haberme encontrado un enorme letrero de Peligro, y al frenar en seco me bajé del bus en el que me había montado, porque pude ver que no tenía un rumbo marcado y me encontraba dando vueltas sin sentido.

Ya llevaba varios meses de conocerte cuando escribí la canción que partiría mi vida en dos y que le dio el nombre a mi segundo trabajo musical *Que te vaya bien*, eso fue en el año 2008. En la última parte de la producción de este trabajo discográfico, me ayudó otro partner de la música con quién había grabado muchos jingles en años anteriores: Gonzo.

Para este nuevo comienzo ya había entendido que no quería cantar para los demás, ahora cantaba por el inmenso placer que me producía hacerlo, y con el sentimiento y la expresión, transmitir y conectar con los demás.

Sin disquera y sin maquinaria detrás, como en la política, también sonaron en radio algunas canciones, prensa y hasta me entrevistó la BBC de Londres. *Que te vaya bien* fue la transfusión de vida que hice, y que abrió caminos, puertas, oportunidades, espacios, ciudades, países y muchos corazones.

Años después, por cosas del destino, me encontraba trabajando en School of Rock, escuela de música de mi amigo Juan Pablo Mier. Y el estar en contacto con la música a diario hizo que fuera explorando la nueva idea que me rondaba, quería regalarme la oportunidad de hacer un tributo a mis cantantes y compositores favoritos. Fue la oportunidad de volver a trabajar con "El Chato" y empezamos de ceros este proyecto. Elegí canciones que he cantado toda mi vida, como *Amanecí en tus brazos, Algo contigo, La gloria eres tú, Cómo fue, Piel Canela, Contigo en la distancia.* Quise tener una muestra de música colombiana del maestro Jorge Villamil, *Me estás haciendo falta y Luna roja,* que canto desde siempre, y es como un himno en mi familia. Sonidos latinoamericanos desde Argentina con *Sabor a nada* de Palito Ortega, ranchera con *Un mundo raro,* tributo a Rocío Durcal y a Celia Cruz con *Dile que por mí no tema,* de Cuba. Toda esta idea estaba inspirada en un hermoso proyecto que hicimos llamado Noche Mágica, con César Escola en el piano, y en el que compartí escenario con mi gran amigo y entrenador vocal Juan Carlos Echeverry. Hicimos dos conciertos que le hicieron honor a su nombre, mágicos, uno en Skandia en Bogotá y el otro en el teatro Fundadores en Manizales.

Uno de los momentos más íntimos de este nuevo proyecto fue la versión tan hermosa que logramos, de mi artista favorito de todos los tiempos, Juan Luis Guerra, con uno de sus merengues más famosos: *Si tú te vas.* He asistido sin falta a todos los conciertos de

Juan Luis Guerra desde que tenía catorce años, y soy tan de buenas, que una vez fue justo el día de mi cumpleaños. Nada llena mi ser, expande mis emociones y activa mi energía tanto, como escuchar la combinación perfecta de las letras repletas de sentimientos honestos y metáforas fantasiosas, acompasadas con los ritmos y cortes exactos de la tambora, el timbal, las congas, la güira, el bongo y la batería, eso en matrimonio con las dos trompetas, el saxofón tenor y el alto y por supuesto el inconfundible trombón. Para mí, estos músicos en vivo son uno de los placeres más gratificantes de la vida.

Terminamos los arreglos, ensayamos con la banda y llegó el día de presentar este nuevo proyecto musical. La verdad no estaba entre mis planes hacer un disco compacto, ya muy poca gente los compra, de hecho, ya muy pocas personas tienen siquiera en dónde reproducirlos.

Pero como dicen por ahí, al que hace lo que ama se le nota. Y para mi sorpresa la noche del lanzamiento del proyecto, de nuevo en Gaira, que es donde me siento como en casa, el ingeniero de sonido grabó el concierto. Honestamente le agradecí mucho, pero pensé que una grabación de esa naturaleza, sin planeación, debía ser algo como para regalarle a mi abuelita y listo. Pero la sorpresa fue muy grata, cuando El Chato me dijo: "Está buenísima la grabación, hay que reforzar unas guitarras, los coros y un par de detallitos y tenemos álbum musical". Me quedé sin palabras. Otro regalo del universo que recibí con todo el amor y que incrementó mi número de seguidores y compradores. De todos los amores, fue lanzado en 2012.

Todo el proceso de un trabajo musical es largo y dispendioso. He escrito mis canciones por años, la música ha sido mi confidente máxima, conoce todos mis secretos, mis sentimientos, mis lágrimas y mis sonrisas. No tengo una técnica ni nada que se le parezca para componer. Por lo general me ronda por varios días algo que necesito expresar, una idea, una frase, una emoción y de vez en cuando tomo la guitarra y libremente comienzo a hacer algunos acordes. Si es el momento para la creación de la canción, empieza un baile, un tejido se va entrelazando y voy grabando una melodía que se me ocurre aún sin letra. Luego, al escuchar la melodía, empiezan a brotar las palabras y las rimas, en algunas ocasiones surgen más palabras, en otras surge más melodía, y sigo grabando en mi celular, de a pedacitos. Hasta que ya no queda nada más por decir. Luego veo estructuralmente cómo se siente la canción, y si me hace falta algo más, trabajo en eso. Por lo general, como salen, quedan. Es en el único momento en el que ahora uso la guitarra, solo para componer.

Por muchos años me acompañé con la guitarra, pero no fue algo que me hiciera sentir cómoda del todo. Cuando decidí que solo cantaba y alguien más me acompañaba fui muy feliz. Por lo general cargo mi iPod con las pistas de mis canciones y de algunos covers, y si en la reunión a la que voy, percibo el ambiente y la disposición —y por supuesto si yo siento las ganas de hacerlo— canto algunas canciones.

Rec, en este camino en el que decidí ser todera, compositora, arreglista, productora, intérprete, pero también, secretaria, mensajera, gerente, de mercadeo, ventas, entregas, manager, etcétera, he aprendido mucho, pero también ya sé que cuando estoy en modo administrativo no hay forma de que exista la mágica expresión de la composición. Entonces los ciclos son largos; a veces sumergida en la música, la composición, arreglos, en fin, pero otras muchas, viendo en dónde consigo presentaciones y cómo llevo a cabo las ventas. Siempre pienso que eso es trabajo para otra persona, pero cuando no tienes maquinaria, conseguir un manager parece no encajar en la ecuación.

Decidí en el 2015 darle vida a una nueva producción, de nuevo canciones de mi autoría, esta vez composiciones muy especiales para mí, algunas ya guardadas desde hace varios años, y otras inspiradas en mi trabajo como coach en salud, donde intento hacer que las personas puedan observar sus experiencias desde otro lugar y tengan la certeza de que todo ocurre para algo mejor, así de momento no se pueda ver.

En este nuevo trabajo voy a volver a grabar mis dos canciones insignia, una versión de solo piano y voz de *Mejores tiempos vendrán*, y un nuevo arreglo de *Que te vaya bien*. También decidí incluir una canción interpretada por Mercedes Sosa que conocí en mi viaje a Argentina y tiene una letra hermosa, se llama *Honrar la vida*, pero el arreglo original me pareció un poco triste y melancólico teniendo en cuenta su mensaje, por eso la transformé en algo más parecido a una celebración.

Escribí en ese año, 2014, una canción muy profunda, mi amigo Roberto Martínez me ayudó a bautizarla y es la que le da el nombre a este nuevo proyecto que se encuentra en su fase final de producción: La fuerza dentro.

Esta es la ocasión en toda mi carrera musical que más se ha alargado un proceso de producción, querido Rec, también tuve que hacer una pausa, una pausa larga, que además de todo el amor y felicidad que ha traído a mi vida, ha activado la inspiración para un próximo trabajo musical que ya hace varios años había comenzado, pero al que le faltaba una razón más poderosa para existir. Y esa razón ya está aquí, desde junio de 2017.

Mi inspiración musical siempre ha sido mi hermano Mauricio. He admirado su talento innato toda la vida. Tiene la facilidad de aprender a tocar casi cualquier instrumento que le presten por unos días. Le estaré inmensamente agradecida por haber ayudado a programar en mi mente y en mis poros la música latina. Me parece que él y sus amigos fueron muy valientes, porque en la época del colegio y en los colegios donde estudiamos, infortunadamente la música latina era considerada "chucuchucu", no era bien visto. Haber mantenido la orquesta Sabor Colombiano por tanto tiempo, que aun hoy, muchos años después de la última vez que tocamos, todavía hay personas que nos recuerdan y dicen querer pagar para volver a oírnos, nos llena de emoción.

Yo era una adolescente cuando mi hermano por fin me dio la oportunidad de cantar con ellos, eso ya te lo conté en una carta anterior, Rec, el debut fue en el Club de suboficiales, alternamos en ese entonces con la orquesta Los Caribes, en su momento la más reconocida y contratada a nivel nacional, lo que casi no nos hizo poner nerviosos ni nada por el estilo. Yo tenía un vestido negro bonito pero sencillo, y canté las canciones de 4.40, Los Vecinos, Gloria Estefan y una que otra cumbia. Salió muy bien y pasamos felices, y desde ese día y para siempre, se me creció el número de hermanos pues no se me podía acercar nadie a la tarima, porque mis guardaespaldas saltaban a cuidarme. Germán Peña, Gabriel Pardo, Claudio Guzmán, Gilberto Forero y posteriormente Roberto Martínez, Carlos Mateus, Germán Cruz, Álvaro

Camacho y Juan Pablo Kousen, han sido parte de mi otra familia, la musical, con la que tenemos miles de anécdotas y recuerdos que cada vez que podemos, contamos una y otra vez, y volvemos a reírnos como si no hubiera pasado el tiempo.

Todos ellos tomaron rumbos diferentes, pero la música siempre nos une y nos reúne, son siempre parte de mi inspiración. Todavía quedan muchos sueños por cumplir, pero vamos paso a paso y en este momento toda mi energía está dirigida para dentro de algunos meses estar de nuevo en un gran escenario presentando *La Fuerza dentro*.

Te voy a adelantar un fragmento de esta canción, querido Rec: *"Cada quien tiene su tiempo, puede ser rápido o lento. Mil maneras habrá si reír o llorar, para luego aceptar y volver a respirar. Encontrar la fuerza dentro, remover los pensamientos, en la vida confiar y el amor rescatar para dar un paso más y volverse a levantar. Hay que expandir el corazón y perdonar cualquier error, con la confianza siempre puesta en la intuición. Saber que puedes insistir si hay muchas ganas de vivir y solo tú sabrás de lo que eres capaz, solo tú"*.

Hasta la próxima, mi querido Recnac.

Carta número siete

Tú conoces mejor que nadie mi canción *Que te vaya bien*, Recnac, no solamente para mí esta canción ha sido importante.

Déjame contarte el camino que abrió este mensaje, esta oportunidad de expresar una experiencia que parecía terrorífica, sin embargo, me di cuenta de que cuando uno transita desde el amor, puede observar las cosas desde otro lugar, recibir y entender el mensaje aceptándolo como es, eso significa, sin lugar a duda, una transfusión de vida.

Cuando terminé de grabar esta canción, ya había transcurrido un tiempo largo de haberte conocido, ya había leído, estudiado, y empezado mi reflexión más íntima. Había decidido hacer un corte radical con mi vida en todo sentido. Un nuevo empezar, una nueva posibilidad, como dice uno de mis mentores, el creador del método de la Bioneuroemoción, Enric Corbera: "Hay que darle la vuelta al calcetín".

Por otro lado, había empezado también a sacar cosas de mi vida que no sumaban ni nutrían mi corazón; era muy posible que aún no tuviera muchas cosas claras, pero lo que sí había declarado era que me iba a dedicar a mi música y punto. Solo a lo que me apasionara y me llenara de vida y felicidad.

Entonces empecé a compartir mi canción con familiares, amigos y conocidos, y al empezar a difundirse por ahí y pasar de voz a voz, ocurrió algo maravilloso e inesperado: de varias fundaciones que apoyaban pacientes que atravesaban procesos de cáncer, comenzaron a llamarme para que interpretara la canción en alguno de sus eventos. Tuve una revelación espiritual, el privilegio y la oportunidad más grande de la vida, al encontrarle un propósito a mi música, sin siquiera planearlo. Como cuando el universo conspira a tu favor. Cuando cantaba la canción, aparte de hacerlo por el inmenso placer que me producía, empezaba a ver el efecto que mi composición tenía sobre los pacientes, cómo se acercaban al final para agradecerme, para decirme que la canción los había llenado de esperanza y ganas de vivir, cómo venían a abrazarme y entre lágrimas nos tomábamos de las manos y nos mirábamos con la complicidad de dos hermanos que saben que están ahí para lo que sea que necesiten. Esa es la descripción perfecta de lo que desde ese entonces y hasta hoy, siento cada vez que me encuentro con una persona que de alguna manera revela un signo de este proceso, ya sea porque no tienen pelo, porque andan con su gorrito; me invade un inmenso deseo de ir a abrazarlos como si fueran parte de mi familia, claro está que en la calle no lo hago porque es muy posible que, del susto, terminen llamando a la policía.

Que la vida y el universo me hubieran llevado a encontrar el propósito y la misión de mis canciones, me dio la oportunidad de saber con mayor exactitud cuál era mi camino y cómo debía diseñarlo. Cada experiencia en la vida nos da dos posibilidades: nos victimizamos, o nos responsabilizamos y la tomamos positivamente. Yo decidí encontrarle todo lo amable, y me encargué de reprogramar mi cerebro para hacerlo con todos los aspectos de mi vida.

Una mujer demasiado práctica, o hasta insensible, dirían algunos, pero nada más alejado de la realidad, porque creo que se trata de afrontar la vida desde otra perspectiva, la que vibra en coherencia, la que sabe observar desde otro lugar, la que no se toma las cosas personalmente sino que entiende que nadie nos hace nada, cada quien decide si le afecta o no, y además, hasta podemos llegar a entender, desde dónde actúan los demás, para terminar de convencernos de que su reacción nada tiene que ver con nosotros.

Ya te lo había dicho en una carta anterior, para llegar hasta acá, resulta fundamental tomar conciencia, es preciso dejar de juzgar, y de jugar a la víctima. Hay que saber entender para qué llegan las cosas, las personas, las situaciones y tomar acción. Es necesario pasar la hoja y tener cada día una nueva en blanco, y así estamos listos para convertirnos en lo que decidimos ser.

Nada es coincidencia y todo ocurre justo en el momento que debe ser. Puedo mirar hacia atrás y decidir ver un camino de fracasos, decepciones, tristezas, cicatrices, en fin, o puedo mirar hacia atrás y ver todo como un aprendizaje, observar cómo cada situación o cada persona hace parte de la suma del ser maravilloso que soy y que sigo conociendo. Es cuestión de querer ver, y de elegir tomar responsabilidad por la vida.

Rec, además de la canción, también me pidieron el favor de hablar con personas recién diagnosticadas. Yo iba feliz a saludarlos, y hablábamos de la vida, y entre otras cosas, de recomendaciones para atenuar algunos efectos secundarios de los tratamientos. Todos somos diferentes y ningún cuerpo reacciona igual a otro, pero a veces sólo decirle a alguien que comiera con cubiertos de plástico para aminorar el sabor metálico en la boca ya era algo importante.

Todo lo que iba leyendo, estudiando, entendiendo, reflexionado y haciendo, lo compartía con los demás; alguna lectura o ejercicio de respiración, meditación, visualización. Todo este recorrido y las experiencias me inspiraron para diseñar un programa, que desde el tratamiento, ya tenía nombre, por supuesto, porque el arte en mi vida es vital, pero además porque me pareció la manera más bonita de sanar, convirtiéndolo en un arte. Lo llamé "Mejorarte".

De Mejorarte y su filosofía: "Transforma tu adversidad en felicidad", me enfoco en estas frases que resultan fundamentales a la hora de reprogramar el pensamiento:

Aceptar mi diagnóstico.

Conocer a qué me estoy enfrentando.

Alinear mi equipo (médico, familia y amigos) para dar mi mejor partido.

Enfocarme en lo positivo y tener la mejor actitud.

Tomar la decisión de recuperar mi salud.

Caminar paso a paso e ir encontrando nuevas posibilidades.

Crear un ambiente saludable para poder sanar.

Apostarle a la vida.

Expresar mis sentimientos y necesidades libremente.

Saber pedir ayuda.

Aprender a recibir.

Descubrir cuáles actitudes debilitan mi sistema inmunológico.

Viajar al interior y sanar el dolor emocional.

Conocerme, amarme y aceptarme como soy.

Restablecer la coherencia entre lo que pienso, siento, digo y hago.

Perdonar el daño acumulado y perdonarme lo que permití.

Ponerme en los zapatos del otro y saber desde dónde actúa.

Practicar rutinas diarias de respiración, meditación y visualización.

Sanar las actitudes tóxicas, creencias, programaciones y acciones.

Aprovechar la recuperación para reflexionar, aceptar, cambiar y crecer.

Revisar y evaluar el camino recorrido.

Soltar la carga y dejar ir.

Encontrar cuáles son mis talentos y habilidades.

Darle prioridad a mis sueños y pasiones.

Rodearme de personas y situaciones que suman a mi salud.

Ser tolerante y flexible.

Aprender a escuchar los mensajes de mi cuerpo.

Vivir por y para mí, no para los demás.

Encontrar y mantener un equilibrio entre mente, cuerpo y espíritu.

Reconciliarme con la armonía de la vida.

Resignificar la experiencia vivida y salir fortalecidos.

Diseñar la vida que quiero vivir.

Encontrar el amor y la paz interior.

Reír un rato todos los días.

Activar mis recursos internos para mantener mi salud.

Encontrar un propósito en la vida, más allá de los roles o profesión.

La filosofía Mejorarte es tener la certeza de que podemos diseñar la vida que queremos; saber que es nuestra decisión poder vivir una vida sana, en armonía y realmente feliz.

Además de profundizar en esta filosofía, también desarrollé varios módulos:

1. Respiración

"De acuerdo a como sea la calidad de nuestra respiración, así será nuestra calidad de vida". Anónimo.

El acto de respirar es muy diferente a la respiración consciente. La respiración es el soporte fisiológico y energético de todas las demás funciones, de toda actividad de nuestro cuerpo y mente. En este módulo realizamos varios ejercicios de respiración consciente, para que cada persona pueda ver con cuáles resuena más y de esta manera experimentarlos e incorporarlos en su vida. También algunas prácticas de Mindfulness para estar conscientes y presentes en el ahora.

2. Meditación

"La meditación es como un gimnasio en el que se desarrollan los poderosos músculos mentales de la calma y la introspección".
Ajahn Brahm.

Con la práctica de la meditación, se puede conectar con la sabiduría, la paz, la intuición, la felicidad y el amor interior. La meditación no busca silenciar la mente, sino encontrar el silencio que siempre ha estado ahí. El silencio que nos permite estar presentes, conscientes, alertas para poder observar nuestros diálogos internos que por lo general controlan nuestras acciones. En este módulo conocemos y ponemos en práctica ejercicios de relajación, visualización, meditación guiada y meditación con mantras.

3. Manejo de emociones

"Si sufres es por ti, si te sientes feliz es por ti, si te sientes dichoso es por ti. Nadie más es responsable de cómo te sientes, solo tú y nadie más que tú. Tú eres el infierno y el cielo también". Osho.

Somos lo que pensamos y sentimos. No es fácil aceptar la realidad de lo que nos sucede. Mucho menos darnos cuenta de que el mal manejo de las emociones es uno de los factores que conduce de manera directa a la supresión del sistema inmunológico. Para intentar mantener un acertado y consciente manejo de emociones, la invitación es hacer toda una excursión interior y sanar de adentro hacia afuera. Reconectar con el amor puro y profundo que vamos opacando en lo que nos gusta llamar crecer o madurar, y que infortunadamente, nos lleva en contravía del camino de la felicidad. En este módulo abordamos temas como: la claridad emocional, pensamientos saludables, reflejo tranquilizador, ejercicios para estar consciente, uso consciente de los sentidos, indicadores somáticos e inteligencia emocional.

4. Alimentación consciente

"Que tu alimento sea tu medicina y tu medicina tu alimento". Hipócrates.

La alimentación es la herramienta más poderosa contra cualquier enfermedad. Si le damos al cuerpo alimentos ciento por ciento naturales, estos van a poder ser metabolizados y de esta manera nutrir nuestro cerebro, el sistema inmunológico, el sistema nervioso y cada célula de nuestro cuerpo. En este módulo hablamos sobre algunos mitos de la alimentación y sobre la nutrición primordial, es decir, ¿cómo nutrimos nuestro ser? También abordamos temas relacionados con nuestros entornos saludables, ¿qué como?, ¿cómo como?, ¿dónde como?, ¿cuándo como?, ¿para qué como?

5. Movimiento

"Hay una danza que solo tú sabes cómo hacer". Gabrielle Roth.

Se puede hablar de una forma de meditación activa mediante el movimiento. El cuerpo es nuestro instrumento. Al llevar nuestra atención a cada una de sus partes, conseguimos que la mente se focalice en ellas. Así nos convertimos en un cuerpo en movimiento, donde todos los pensamientos y bloqueos se transfieren al cuerpo físico para que posteriormente este actúe de una forma libre, sanadora y muy divertida. En este módulo hablamos sobre los ritmos vitales de cada vibración y frecuencia, el ejercicio, el yoga, el baile y otras formas de movimiento que traen equilibrio a nuestra vida.

6. Expresión Artística

"El arte lava del alma el polvo de la vida cotidiana". Pablo Picasso.

El arte es la expresión del alma que desea ser escuchada. Es una herramienta valiosa para conectar con nuestro interior y poder entender y expresar nuestros sentimientos. En este módulo exploramos la música, el arte y la escritura, para encontrar de qué manera podemos incorporarlas y utilizarlas en nuestro día a día y sumar a nuestro placer y bienestar.

7. Diversión y Risa

"Un día sin reír, es un día perdido". Charles Chaplin

Las actividades que nos producen un sentimiento de alegría pueden considerarse como diversión. Realizar algo diferente, que esté fuera de la rutina y no sea competitivo, nutre nuestro sistema inmunológico y ayuda a la neuroplasticidad del cerebro. Normalmente lo adultos llamamos a esto "pérdida de tiempo". En este módulo encontramos actividades de juego, diversión y risa, para tenerlas a la mano, cada día sacarles el tiempo y reconfortar el alma.

8. Comunicación Asertiva

"La felicidad se alcanza cuando lo que pienso, lo que digo y lo que hago están en armonía". Mahatma Gandhi.

Habilidad personal de poder comunicar mis necesidades, pensamientos y sentimientos, de una manera directa y tranquila siendo fiel a mis principios. Saber escoger las palabras adecuadas, la manera de decirlo y el momento ideal para comunicarme. En este módulo hablamos sobre algunas técnicas de expresión personal y técnicas para saber escuchar, ambas pautas de la buena comunicación. Aprender a decir "NO" sin sentirnos mal y sin disculpas innecesarias.

9. Propósito de Vida

"La primera obligación de todo ser humano es ser feliz, la segunda es hacer feliz a los demás".
Mario Moreno (Cantinflas).

Son las pasiones, los motores de la vida. Tiene que ver con el amor, la creatividad y el servicio. Pueden ser metas diarias, semanales o más prolongadas. El propósito en la vida tiene un logro que no tiene que ver con las actividades que realizamos, ni los roles que desempeñamos. En este módulo exploramos el propósito en la vida desde la creatividad. De esta manera encontramos ideas para elegir alguna actividad que nos entusiasme, que al aprenderla o practicarla sintamos que estamos conectados con el presente, en un disfrute total, que sea mi propia nota en la melodía de la vida.

Después de Mejorarte (salud) surgió Conectarte (prevención), muchas personas que no estaban en procesos de enfermedad me pidieron que les enseñara herramientas para encontrar y mantener un equilibrio en sus vidas. Y posteriormente nació Cuidarte (educación y sensibilización), en un principio como la fase final después de pasar por Mejorarte, y Conectarte, para ser sensibilizador del mensaje de la salud, la prevención, y luego transmitirla y compartirla con los seres queridos y allegados. El plan Cuidarte, en un tiempo, también será parte de un programa para niños. Es fundamental la enseñanza de estos principios desde temprana edad, para que los pequeños no inicien su vida en contravía con el ser, y con el paso del tiempo no pierdan el verdadero sentido de la vida que es crecer, aprender, ser cada vez más conciente y de pasada dejar el mundo mejor de como lo encontramos. Tareas en las que a simple vista vamos "rajados" o que a nivel colectivo pasamos "raspando". Sin un manual o un mapa de ruta es muy fácil desorientarse y perder el rumbo. Y desde que nacemos nadie se preocupa por darnos la orientación y las herramientas necesarias para aprovechar esta aventura de la vida.

Al tener unas raíces y unos cimientos vacíos, los frutos no pueden ser diferentes de lo que vemos alrededor, a este caos de evolución que por un lado suma y por el otro arrasa con todo.

En algún momento en el año de mi tratamiento hacía esta reflexión: "A veces la vida no resulta como la soñamos". Pasan los días y por más que nos esforcemos, las cosas y las circunstancias van cambiando y ya no se ve igual de agradable y provocativo el camino que escogimos. Ya no se aprecian igual los colores, ni nos atraen los mismos olores, mucho menos la emoción y las sensaciones.

Simplemente parece que nos perdimos, nos desviamos en algún momento y ya no volvimos a encontrar el rumbo correcto.

Hoy tengo una metáfora para mostrar mi vida antes y después de ti, Rec, diría que salí a la calle, hice una parada y me monté en el primer bus que pasó, sin saber siquiera para dónde iba, y me acomodé. Y ahí mirando por la ventana pasaron los años, hasta que por fortuna el bus se varó, me tuve que bajar para mirar hacia atrás y ver que no tenía ni idea en dónde estaba y mucho menos sabía, en qué momento había terminado recorriendo un largo camino hacia un lugar que no era mi destino. Siempre lo voy a agradecer, pues muchas personas pasan toda la vida en ese bus sin saber para dónde van, sin cuestionar, y sin pensar qué es lo que quieren de verdad.

Siempre estamos esperando algo a cambio, siempre estamos llenando vacíos. Necesitando con desesperación que nos quieran, que nos aprueben, que nos valoren, que nos admiren, que nos recompensen.

Y si indagamos para llegar al fondo, la mayoría de estas situaciones nos ocurren por la manera en cómo nos criaron, o por el ejemplo que tuvimos en la infancia, por la educación que recibimos, por los libros que nos leyeron, por la familia en la que crecimos, por el colegio, por las religiones, y por lo que la sociedad está esperando de nosotros desde el mismo día en que nacemos.

Que al nacer no pesó tanto, que es sietemesino, que no sostiene la cabeza a los tres meses, que no gateó a los seis meses, que no dejó el pañal antes de los dos años, que no dibuja bien la figura humana, entonces no va a pasar al colegio grande, en fin, y de ahí en adelante a seguir en la vida cumpliendo con cuanto requisito y cuanta bobada se le ha ido metiendo a la gente en la cabeza. Llenos de creencias, programaciones y basura que nos instalan y nos quedamos convencidos de que así es que es.

Todos somos diferentes y no hay dos cuerpos que funcionen exactamente igual, son estándares, pero no para caer en el juego de los paradigmas, que terminan por instalarse en la mente de las personas, y que después hace sentir menos a quien no los cumple al pie de la letra.

En mi experiencia como profesora de preescolar me di cuenta de que ningún niño es igual a otro y es imposible esperar que todos vayan al mismo ritmo o entiendan las mismas cosas; y que así tengan similitudes en su crianza, el desarrollo y el tiempo que se toman para alcanzar diferentes etapas en su desarrollo, es único en cada ser. Es imposible calificar a un niño en comparación con un grupo, merecemos ser evaluados como seres únicos e irrepetibles, no bajo los estándares preestablecidos de un currículo de determinado nivel. Y mucho menos aún, depositar su valor en una calificación, que es solo una letra o un número, pero que nada tiene que ver con los seres maravillosos que somos.

Esa fue una de las razones por las cuales la docencia dejó de motivarme, pues era muy difícil ver el progreso de cada niño, cuando el sistema exigía, y sigue exigiendo otras cualidades para que el alumno pase el año, o aún peor, sea recibido en el colegio grande.

Cada ser humano es un universo aparte y es muy triste ver cómo desde pequeños nos van cortando las alas y no nos dejan evolucionar a nuestro propio ritmo, a nuestra manera. Todo es forzado, así tengan que cortarnos nuestro proceso natural y embutirnos lo que haga falta para cumplir con el estándar o ir al ritmo de la mayoría, y si nos quedamos, nos tachan para siempre mal.

Yo estoy segura de que si no nos hubieran contado los cuentos del príncipe azul y las princesas perfectas, no tendríamos esta absurda creencia del amor, la pareja, el matrimonio, tampoco soñaríamos con historias de personajes irreales porque ese "vivieron juntos para siempre", no es tan fácil, no se da de la noche a la mañana. Está muy bien dejar fluir la imaginación y jugar con la fantasía, pero tampoco cae mal un poco de conciencia desde los primeros años de vida, para que no nos la pasemos el resto de los días tratando de llenar todos los requisitos que la sociedad espera que cumplamos.

Ya se les pasó la hora de cambiar el currículo de los colegios, ya hace rato nos dimos cuenta de que las asignaturas generalizadas no sirven para mayor cosa, solo para seguir llenando requisitos, salvo en los últimos años de bachillerato, donde más o menos vamos teniendo una idea de aquello a lo que nos vamos a dedicar y entonces ahí sí se pueden aprovechar y reforzar herramientas que nos van a resultar útiles en la carrera y en la vida profesional.

Hasta el día de hoy, Rec, nadie me ha preguntado ni he tenido que saber nada de química para tener una buena vida, en nada enriqueció mi existencia el paso por varias materias del colegio, pero lo que sí cuestiono, es qué hubiera pasado conmigo si esas horas, para mí perdidas, las hubiera aprovechado en algo que sí sumara a mi experiencia de vida y me hiciera mejor persona.

Hace tiempo está demostrado que estudiar las asignaturas generalizadas, no nos hace mejores personas ni mejores seres humanos para la sociedad y el planeta. Ser inteligente emocionalmente, tener una conciencia presente sobre el ahora, practicar meditación y alimentarnos bien, sí son herramientas esenciales para aprovechar nuestro paso por el mundo. Y así evolucionar y progresar viviendo la vida como seres únicos, sin tener que hacer nada, ni cumplir con nada, que no sea valioso sino para el ego de la sociedad y de las otras personas, solo haciendo las cosas que generan valor para nosotros y para la humanidad.

Yo me imagino por un momento lo diferente que sería el mundo si desde el jardín infantil tuviéramos la oportunidad de tener una formación fundamentada en las disciplinas que acabo de mencionar, y que desde muy pequeños aprendiéramos a meditar, hacer yoga, alimentarnos sanamente, manejar las emociones, tener un equilibrio entre mente, cuerpo, emociones y espíritu, a valorarnos por lo que somos y no por lo que la sociedad está esperando que seamos; todo esto combinado con las actividades habituales de un jardín infantil, mezclando el juego, la música, el arte y la psicomotricidad para lograr una educación integral, no solo de aprendizaje académico sino integrativo del ser.

¿Cómo sería si desde pequeños supiéramos controlar la mente y los pensamientos y no caer en sus juegos y en sus trampas? ¿Cómo sería si desde niños fuéramos capaces de descubrir los beneficios de una buena alimentación, y de paso, tomar mayor conciencia del cuidado del planeta y el medio ambiente? ¿Qué tal si desde pequeños supiéramos meditar o hacer yoga? Aprenderíamos a controlar el estrés y no entraríamos en peleas y discusiones bobas que solo logran desgastarnos y enfermarnos. ¡Cómo sería de distinta la vida si desde bebés nos sintiéramos amados, valorados, protegidos, merecedores, si nos hablaran con honestidad, y nos programaran con todo lo positivo, nos enseñaran luego a pensar, no solo a memorizar y repetir como loros! Si tan solo nos dieran la oportunidad de contar con estas herramientas tan positivas y valiosas para cada uno y a su vez para el resto del mundo. ¿Por qué esperar hasta cuando ya tenemos veinte, treinta o cuarenta años para entender que hemos venido jugando el papel que la sociedad nos quiso imponer y que hemos tratado de satisfacer a todos menos a nuestro propio ser? Tenemos que esperar a aprender a los totazos, a enfermarnos o a tener una experiencia extrema que nos haga por fin reflexionar y darnos cuenta de lo perdidos que vamos en el camino, porque al comenzar a andarlo nadie nos tuvo en cuenta, ni nos preguntaron, ni se tomaron la molestia de orientarnos, solo profesionalmente, pero espiritual y mentalmente nada. Es verdad, cada quien se labra su propio destino, pero existen unas herramientas que nos despejan la mente y nos dejan ver qué es lo importante para cada uno, no para los demás. Herramientas que nos van a permitir aprender a estar tranquilos, con la mente en blanco para tomar decisiones, no para dejarnos llenar la cabeza de tantas cosas que al final ya ni sabemos qué es lo que queremos hacer. Viviríamos en paz y tranquilidad por dentro, y por supuesto, eso se reflejaría afuera en nuestras relaciones, trabajos, ciudades y países.

Ojalá, Rec, cada vez seamos más los que tomemos conciencia, los que entendamos el verdadero sentido de la vida y los que le apostemos a los sueños, al amor y a vivir en paz y en armonía.

Una vez más, gracias Recnac, por cruzarte en mi camino.

Carta número ocho

En el año 2004, querido Recnac, tuve la oportunidad de asistir a una conferencia del director de la orquesta filarmónica de Boston, Benjamin Zander: El arte de la Posibilidad. Estas horas para mí fueron de inspiración, música y transformación. Es muy posible que ya por aquella época comenzara a explorar otras realidades, y cuando tienes la oportunidad de cruzarte en el camino con alguien como el señor Zander, ya no vuelves a ver la vida igual que antes. Al no cuestionar las circunstancias, o poder reconocer cómo nos llenamos de creencias y paradigmas aprendidos o copiados, nos volvemos así como te conté, Rec, como caballos de la calle con tapaojos laterales, que solo permiten ver hacia adelante, entonces esa es la única opción, sin detenernos siquiera a observar, cuestionar, verificar, y sobre todo, evaluar si es algo que resuena con nosotros, que suma y nutre el corazón y que aporta a la vida y al planeta.

Esta fue, sin duda, la primera vez que me di permiso de parar, quitarme el tapaojos y abrir la oportunidad de observar desde otro lugar, empezar a tomar conciencia, descubrir la importancia de aceptar las cosas como son, entrar en el mundo de las posibilidades, desligarme del mundo de las comparaciones y mediciones —que son las favoritas del ego— y aprender a situarme fuera del tablero de juego como un árbitro, para entender las partes, y así no tomarme nada en forma personal.

Cuando leí el libro del mismo título *El arte de la posibilidad*, tres capítulos me tomaron por absoluta sorpresa y me hicieron ver una manera muy diferente de percibir las situaciones.

La primera es el capítulo donde Zander narra el primer día de clase con sus alumnos. Les asigna una A como nota final del semestre y les pide que, por favor cada uno en una hoja, escriba por qué obtienen esta calificación. Así, cada quién adquiere un compromiso propio con sus responsabilidades del semestre, sin embargo, lo más valioso es poder cuestionar con qué nota hemos evaluado a la gente en nuestra vida, y a cuál nota nos quedamos pegados con ciertos bloqueos psicológicos desde que éramos niños.

La siguiente historia no la recuerdo con precisión, pero dicen que llegó a Boston un músico muy reconocido, y Zander les ofreció entradas para ir a ver a este músico excepcional, para los dos alumnos que obtuvieran un mejor desempeño en el transcurso de la semana. El viernes anunció a los dos ganadores que esa misma noche sería el concierto. Benjamin relata cómo contaba las horas, los minutos, y no podía creer que iba a presenciar un concierto de esa categoría, se fue al teatro y cuál sería su desilusión al ver que ninguno de sus dos alumnos se presentó al concierto. Furioso, llegó a su casa, y Rosamund, su esposa y coautora de su libro le dijo: "¿Qué pasó?" Y él, mirando al piso, desilusionado, le contó lo sucedido. A lo que Rosamund, pausadamente contestó: "Si esos muchachos no asistieron al concierto, con la única persona que deberías estar molesto es contigo mismo, pues si ellos no se presentaron allí, fue porque que tú no les hiciste ver el valor que habría para ellos en esa experiencia.

Increíble, Rec, y nos pasamos la vida culpando a los demás. En vez de siquiera detenernos a pensar quién estoy siendo y qué no estoy haciendo para obtener las realidades en las que vivo.

Por supuesto, Benjamin Zander es músico y eso fue lo que hizo que yo hubiera desarrollado una conexión instantánea con él, y esta tercera parte, como él bien lo cuestiona, hace que de inmediato brillen mis ojos. Dice que si uno está conectado con su pasión y haciendo el trabajo que le encanta, a las personas alrededor les deben brillar los ojos. Si no es así, algo está faltando en mí para iluminarles el momento.

Carl G Jung dijo: "Quien mira hacia afuera, sueña. Quien mira hacia adentro, despierta".

El camino de despertar a la conciencia no es fácil, eso no acurre con ir a una conferencia, o leerse un libro. Es un proceso que no termina nunca, no tiene reversa, una vez se pone un pie en este camino ya no se puede volver a ver la vida como antes. Inicia la aventura total, pero en lugar de seguir cargando y guardando, se empieza a desaprender, a soltar la carga y a devolver todo lo que no hace parte de nuestro ser. Que no sea fácil no quiere decir que no sea maravilloso. Es de valientes, porque no muchos están dispuestos a buscar en los rincones más profundos del alma, todo el dolor que el cerebro decidió guardar bajo llave y olvidarlo para no sufrir. Solo algunos tenemos el coraje de saltar al vacío y confiar en el proceso, el arrojo de volver a revivir experiencias que hubiéramos preferido no recordar nunca. Muy pocos tenemos la capacidad de entender toda la información que cargamos y los múltiples errores que cometemos, y ni siquiera somos conscientes de estar repitiendo patrones. Es el camino de reconexión con la luz interior y con el ser maravilloso que habita en cada uno de nosotros, que siempre hemos sido pero que, por múltiples motivos en el transcurso de lo que llamamos madurar y crecer, vamos olvidando y desvaneciendo.

He podido vivir en carne propia y entender de la mano del doctor Santiago Rojas, lo que hace la mítica ave Fénix, al producir sus lágrimas medicinales que mantienen viva la esperanza, renacer de sus propias cenizas. Es una nueva oportunidad llena de posibilidades, donde se ha recuperado la fuerza interior, y el nacer y morir cobran un sentido diferente, natural, de trascender. Una idea desarrollada ampliamente en el libro *La estrategia del ave Fénix* del doctor Santiago Rojas publicado en 2007.

La cercanía con la muerte te devuelve la vida, ves todo desde otra perspectiva diferente. Ya sabes con certeza lo que nutre tu alma y empiezas a vivir y disfrutar la vida como si cada día fuera el único. Sueltas el equipaje que cargaste por años y te rindes al saber aceptar las cosas como son. No como tú quieres que sean.

En este camino también hay que desaprender, maneras de pensar, creencias preestablecidas, programas instalados por otros que cortaron nuestras alas y dañaron nuestra autoestima. Todo lo que venga de afuera nada tiene que ver con quién soy. Cuando entiendo que soy parte de un todo, y que soy también único e irrepetible, el escenario cambia de color, y ya nunca más me vuelvo a desgastar tratando de hacer que alguien piense, sienta, diga y haga como yo. Entro en el respeto real, no solo con la naturaleza y el planeta, sino con los seres humanos a quienes entonces les permito vivir en libertad, y valoro, respeto y agradezco nuestras diferencias e individualidades. Aquí empieza la sensación de paz más grande. Vivo mi vida y dejo vivir. Al conectar con el amor y con la esencia ya no busco afuera amor, valoración, aprecio; ya lo recuperé en mi interior de manera que ahora ya puedo compartir el camino con quien quiera estar, aprender, crecer y dejar el mundo mejor de como lo encontramos; no solo juntar dos almas vacías y perdidas que están buscando a gritos ser amados y aceptados. Es un proceso de echar abajo lo que no sirve, no suma, y ya no juega a mi favor, y si es preciso demoler para volver a construir desde el amor y diseñar todo como lo hemos soñado siempre.

A veces pienso que es muy triste tener que llegar a extremos para poder encontrarnos con nuestro verdadero ser, pero cuando veo nuestra evolución como especie, valoro mucho los avances científicos y tecnológicos, pero infortunadamente como mamíferos, como manada, no nos cuidamos y en vez de estar unidos y preservar nuestro gran hogar, lo estamos destruyendo y nos estamos haciendo mucho daño.

El señor Carl G Jung dijo: "La enfermedad es el esfuerzo que hace la naturaleza para curar al hombre" esta parece ser la única manera en que nos damos cuenta de los seres maravillosos que somos, desarrollamos todo nuestro potencial y nos convencemos de que somos muchísimo más fuertes, especiales y valiosos, de lo que veíamos antes del remesón.

Guardando las proporciones, creo que es parecido a lo que hacen los cultivadores de uvas, cuando están en proceso de crecimiento: las privan de agua a propósito y las sobreexponen al sol, de esta manera, solo las más fuertes sobreviven, y de esas uvas obtienen el mejor vino. Con esto no quiero decir que quien no sobrevive a una enfermedad no sea una persona fuerte; he conocido muchas y todas han trascendido y regresado al estado de conciencia y energía de donde venimos, de la manera más asombrosa. Todos han sido grandes maestros, y se han podido ir en paz. He observado que quienes seguimos en este plano de la realidad, hacemos de nuestra vida el mejor vino que pueda encontrarse.

Poder despertar la conciencia es entender que vivimos sin vivir, como marionetas siguiendo un libreto que no es nuestro, hipnotizados por nuestros programas y creencias.

A través de la respiración consciente, la relajación y la meditación fui aprendiendo a estar presente, a conectar con el silencio, a controlar mi sistema nervioso y poder acceder al estado de calma, y estos son solo algunos de los principales ingredientes para la receta de una vida en equilibrio y armonía. Una vez conectados de nuevo con nosotros mismos, con nuestro poder, agudizamos nuestra intuición, y de ahí en adelante sabemos con certeza qué es lo mejor para nosotros en cada momento o situación. Podemos tomar las mejores decisiones. Cada quién sabe con certeza qué es lo mejor para sí mismo, y solo nuestro cuerpo sabe qué es lo que necesita.

Las emociones no son psicológicas, son biológicas, y tan poderosas que nos salvan de las situaciones peligrosas mucho antes de que podamos pensar. Pero de ellas poco sabemos, y lo poco que nos enseñan sobre estas herramientas poderosas es la forma políticamente correcta o incorrecta de utilizarlas. "Está bien visto que una mujer llore, pero un hombre, ni de casualidad".

Siempre relegadas, escondidas y pocas veces tenidas en cuenta.

Los impactos emocionales que no somos capaces de expresar, de entender y de gestionar se acumulan, y con el tiempo se convierten en síntomas o enfermedades. Aprender a manejar las emociones, a expresarlas, a entender su mensaje y sobretodo a tomar una acción al respecto, me han mostrado una manera más inteligente y fácil de saber llevar las circunstancias de la vida. Conocerlas, explorarlas y vivirlas, todas son bienvenidas, y si es posible, hay que desarrollar la manera de sentarlas como si estuvieran de visita en la sala y preguntarles para qué vienen. Sus mensajes, aunque provengan de una rabia muy fuerte, siempre son positivos y de alguna manera nos cuidan. De hacerlas conscientes, de conocerlas, de entender el mensaje, o el espejo que nos las disparan, con el tiempo, logramos controlarlas y ya no les permitimos que puedan hacernos daño; adquirimos la habilidad de entender los mensajes y esto alivia, quita el estrés y las cargas emocionales innecesarias.

Ahora llega a mi mente el egoísmo, del que hablan tan mal y es tan impopular. Es un poco incoherente el mundo, Rec, por un lado, te educan y te recalcan que siempre hay que pensar primero en los demás porque eso es ser una "buena persona" pero, por otro lado, con tristeza, te das cuenta de que un porcentaje muy alto de los pacientes con cáncer o con alguna enfermedad o síntoma fuerte, tenemos en común que por muchos años no hemos figurado siquiera en nuestra lista de personas importantes.

Fue con los libros del escritor Jorge Bucay, que empecé a reconciliarme con el egoísmo, lo fui haciendo parte constante de mi vida, porque entendí que la única manera de estar bien es siendo la primera en mi lista. Si yo estoy bien, con energía y salud, me siento feliz, haciendo lo que quiero y llevando una vida en equilibrio, solo después de eso, con total claridad, puedo ser apoyo para los demás. Si yo estoy bien, los que están a mi alrededor también lo van a estar. Por el contrario, si yo ni figuro en mi lista, voy a quedar en déficit conmigo todos los días, por consiguiente, voy a estar en una vibración negativa y puedo terminar echándole el pato a los más cercanos, desquitándome con el que menos tiene que ver, y además el universo sin falta, me va a pasar factura.

De la autoestima al egoísmo fue el primer libro de Bucay que leí, y desde entonces cultivo el pensar primero en mí, el saber decir no, sin excusas o explicaciones, así, tan sencillo como cuando decimos sí y nadie está esperando una frase acomodada para quedar bien, o para deshacernos de la culpa. Como regla general aprendí a no volver a decir sí a nada, sin antes tomarme un tiempo para cuestionar mi respuesta, porque sin importar la invitación o el programa, siempre quiero estar segura de querer hacerlo y no caer en el "me toca", o "cómo no voy", "se van a resentir", y demás basura sin sentido que tenemos instalada en nuestro ser. Aprender a decir no, sin culpa, sin justificar y sin sentirme mal, es una de las cosas que más paz ha traído a mi vida. Me pregunto siempre, ¿es esto lo que en este momento realmente quiero hacer? ¿Esto suma y nutre mi vida? ¿Qué hay de positivo para mí en esto? ¿Hay algo diferente, que en este momento pueda ser más positivo para mí? Y así haya dicho que sí con anterioridad, por supuesto sin faltar al respeto, también me doy el lujo de decir: "No, gracias". Si veo en ese momento, que por ejemplo, nutre más mi vida y mi corazón quedarme en casa leyendo y escuchando una música tranquila, lo hago por mí. Ya no estoy buscando qué excusa voy a inventar para quedar bien, sencillamente con todo el amor del mundo digo "No. Muchas gracias."

Esto, a su vez, es aprender a poner límites, y son de lado y lado. Yo pongo la cerca de mi espacio y lo dejo claro, pero de igual manera no me voy saltando la cerca de los demás. Aprendí a preguntar a la persona si le parece, si está de acuerdo, si así le funciona, en lugar de estar asumiendo que los demás "tienen que" o "deben" hacer lo que yo quiera y como a mí me parezca. Como bien lo he dicho por muchos años ya, uno solo "tiene" que morirse, pues es para lo único que no tenemos opción, para el resto de las cosas, tenemos la capacidad de observar, percibir, entender y tomar las decisiones que más nutran y sumen a nuestra paz y equilibrio. Vivir sabiendo que cada quien usa unas gafas de diferente color y no por eso está equivocado, por el contrario, respetar siempre las diferentes formas de ser, pensar y actuar, hace que mi cuerpo permanezca en estado de salud, y genere los químicos y hormonas necesarios para vivir tranquilamente.

Si no me encuentro bien, por lo general, es porque quiero cambiar a alguien, que haga como yo, que piense como yo o que diga como yo. Cuando logramos soltar esa atadura, nuestro barco navega en un mar de calma y paz. Con frecuencia encuentro circunstancias iguales para dos personas, una la percibe y observa desde donde sabe y puede, pero infortunadamente, obtiene resultados negativos, porque no tiene conciencia de que sus programas y creencias rigen su vida; y, por el contrario, la otra, que ya puede pararse desde otro lugar, observar, percibir y entender para qué está llegando esta situación a su vida, sin lugar a duda puede sacar lo mejor de cada situación.

No me lleno de odio y de rencor, tengo la certeza de que nadie me hace nada, las personas hacen y solo yo decido si me afecta o no. Y también sé que nada tiene que ver conmigo lo que alguien, piense, sienta, diga o haga. Somos a la larga uno solo, dos espejos mostrándonos realidades que ya cada uno decidirá si acepta y observa, qué es lo que está sucediendo, cuál es el mensaje, o si por el contrario, se deja secuestrar por la amígdala del cerebro, teniendo una reacción inconsciente y hasta se puede decir, que algo salvaje, como bajarse varilla en mano a golpear otro carro, o agredir física, emocional o psicológicamente al otro y dañarlo. Porque así después venga una disculpa, es como arrugar un papel con la mano y después volver a desarrugarlo y estirarlo, pensando en que no pasó nada y que el papel volvió a quedar intacto. Cuando dañamos, el daño quedó, entonces es preferible parar, respirar profundo, controlar el sistema nervioso y poder observar desde dónde actúa cada quién y pensar antes de actuar y responder.

El ingrediente máximo de la receta para vivir en paz es el amor, cuando vuelvo a encender mi luz, mi poder interior, y decido tomar conciencia, acepto e integro las circunstancias y puedo perdonarme, es entonces cuando logro transformar el dolor en amor. Y el amor, la compasión y la gratitud nos ayudan a deshacer los programas, a entender que lo que me sucede, es la manifestación del estado de mis pensamientos e intenciones. Desde el amor no tengo necesidad de juzgar, de culpar, de asumir, ni de justificar. Sé que lo que veo en el otro es un reflejo de mí, de lo positivo y de lo negativo, porque si me veo en el espejo del baño y tengo el pelo en la cara, no estoy moviendo precisamente el pelo en el espejo, lo hago en mí. Por consiguiente, agradezco la lección, el aprendizaje y cada persona o situación se convierten en maestros.

El amor me permite tener la mente sana, y una mente sana no está contaminada pues hace limpieza permanente de cada pensamiento, sentimiento, emoción, palabra o acción. Y de esta manera se encuentra el paso a la coherencia. Y el ser coherente conmigo es sinónimo de salud. Es el acto de amor más grande que puedo hacer conmigo, vivir sabiendo que pienso, siento, digo y hago lo que quiero y lo que funciona para mí, una vibración muy elevada en la que elijo vivir. Si por el contrario caigo en el desamor, la desesperanza y la desconexión, la incoherencia me traerá una información a través de un síntoma o enfermedad y será mi tarea entenderla y transformarla.

No se "lucha" contra la enfermedad, se acepta, se integra, se perdona y se transforma. Se apuesta a la vida y a los sueños. Mi actitud frente al presente está diseñando mi futuro, mantengo una visión y postura súper positiva. Mi corazón y mi mente siempre abiertos a las sincronías los milagros y las sorpresas.

Hasta muy pronto, querido Recnac.

Carta número nueve

Los sueños se cumplen, pero no como por arte de magia.

La primera vez que me regalé un tiempo para pensar y escribir sobre mis sueños, querido Recnac, fue en el año 2008. Sí, leíste bien, nací en el año 1973, y solo treinta y cinco años después me tomé el tiempo para sentarme a pensar y a escribirlos. Tenía sueños, como todos, pero es un poco extraño que la mayoría nos quedamos sólo pensando e imaginando lo que queremos, y hasta ahí llegamos. Como si los sueños hicieran parte de una ilusión o una fantasía carente de acceso.

Estaba recién llegada a Bogotá después de haber repartido por mitades, hasta las cucharas del postre, con mi exmarido. Andaba rediseñando la vida, tomando impulso para seguir adelante, cuando mi gran amigo Roberto me invitó a su rinconcito musical en Cajicá. No solo nos une un amor muy grande por la música, nuestro vínculo también es de hermandad, de familia, y creo también que nuestro lazo es fuerte por el valor que tenemos de ser y permanecer como constantes aprendices de la vida.

Yo había comprado —como ya era mi costumbre— un cuaderno nuevo que escogí especialmente para la ocasión. Este es un cuaderno de fondo azul claro, lleno de flores de unos cinco centímetros, y varios colores: verde, anaranjado, amarillo, blanco, rosado y azul oscuro. Con una buena música, el ambiente listo, el cuaderno abierto y dispuesta a empezar a diseñar mi nuevo camino, Roberto me dijo: "Escribe todo lo que quieras, eso va desde un carro que te guste hasta el más profundo de tus deseos". Como estamos acostumbrados a que todo es difícil y no nos sentimos merecedores, tener una hoja en blanco lista a recibir todos los sueños posibles, hace que uno no sepa ni por dónde comenzar. Llena de dudas, pregunté: "¿Todo? ¿Todo lo que quiera?"

El problema básico era ese, que ni yo sabía bien lo que quería. Y así es muy difícil ponerlo por escrito. Cuando dejé de pensar, de armarme películas, de dudar, de preocuparme por lo que iba a pensar de mí quien leyera mi lista, por fin dejé fluir mi corazón y empecé a escribir todo lo que venía a mi mente. Al cabo de un rato pude contar sesenta y un sueños. Este fue un ejercicio muy acertado para iniciar mi nuevo camino, que dejó ver con claridad las áreas de la vida en las que he mantenido un equilibrio y también otras que ni siquiera figuraban en mi vida, como lo fue en ese entonces el área financiera. Sí, hay algo poderoso en pensar, declarar, escribir y visualizar los sueños, pero también es vital tener un plan de acción y ver en quién me debo convertir, qué hay que mejorar, o qué hay que aprender, y cuáles pequeñas acciones y decisiones hay que tomar para hacerlos realidad. En ese entonces me detuve en la parte de escribir, cuestionar los más importantes, y aunque les puse fecha de realización, me quedé esperando a que sucedieran como por arte de magia. Debo confesar, Rec, que algunas se cumplieron, pero muchas otras mutaron o cambiaron y se quedaron solo en tinta.

Algo que aprendí durante mi proceso fue el poder de la gratitud, en algún lugar leí la historia de la piedra de la gratitud, no sabía el nombre del protagonista, pero para que la puedas conocer tal cual, decidí buscarla. Es de un señor llamado Lee Brower:

"Creo que todas las personas atraviesan momentos en los que dicen: Las cosas no van bien o Las cosas van mal. Una vez, cuando estaban pasando algunas cosas en mi familia, encontré una piedra, me senté, la tomé en mi mano y dije: "Cada vez que toque esta piedra voy a pensar en algo por lo que pueda dar gracias". Cada mañana cuando me levanto, la tomo del vestidor, me la pongo en el bolsillo y paso revista a todas las cosas por las que estoy agradecido. Por la noche, ¿qué es lo que hago? Vacío el bolsillo y allí está de nuevo. He tenido algunas experiencias sorprendentes con esta idea. Un surafricano me vio sacar la piedra del bolsillo. Me preguntó: "¿Qué es esto?" Se lo expliqué y empezó a llamarla la piedra de la gratitud. Al cabo de dos semanas recibí un correo electrónico suyo desde Sudáfrica, donde me decía: "Mi hijo se está muriendo debido a una rara enfermedad. Se trata de un tipo de hepatitis. ¿Podrías enviarme tres piedras de la gratitud?" Las anteriores eran piedras normales que había encontrado por ahí, y le respondí: "Por supuesto". Pero esta vez tenía que asegurarme de que fueran muy especiales, así que me fui a un río, escogí tres piedras adecuadas y se las envié. Cuatro o cinco meses más tarde volví a recibir un correo, diciéndome:

"Mi hijo está mejor, está de maravilla. Pero has de saber una cosa. Hemos vendido casi un millar de piedras de la gratitud a diez dólares cada una y hemos dedicado todo ese dinero a obras benéficas. Muchas gracias".

Después de conocer esta historia entendí, que no solo es necesario e importante agradecer, eso es empoderamiento, para permanecer en un estado positivo, enfocándonos en lo bueno, en lo que tenemos; en lugar de pensar en negativo, en escasez y en aquello que no tenemos. Y se me ocurrió hacer un ejercicio de gratitud, no solo con lo que tenía, sino con lo que quería encontrar. Tomé unas fichas bibliográficas y con marcadores de colores fui llenando cada una con un mensaje de gratitud en presente y positivo como si ya fueran parte de mí. Y los pegué en el espejo del baño para verlos todos los días y repetirlos cada mañana.

Gracias por mi vida

Gracias por este nuevo día

Gracias por mi salud

Gracias por mi voz

Gracias por mi familia

Gracias por mis amigos

Gracias por mi amor

Gracias por mi tranquilidad

Gracias por mi paciencia

Gracias por mi felicidad

Gracias por mi fortaleza

Gracias por el pensamiento positivo

Gracias por la confianza en mí

Gracias por mi disciplina

Gracias por todo lo bueno que hay hoy para mí

Este fue mi primer ritual en el camino de sanación y estos letreros me acompañaron por varios años, los repetía cada día sin falta y si sentía que era necesario hacerlo de nuevo por la noche, los volvía a leer. No funcionaba una simple lectura para estas afirmaciones, era necesario actuarlas con todo el sentimiento, casi como si tuviera que convencer a un público de que esto por lo que agradecía ya era una realidad en mi vida. La gratitud no es solo un estado mental poderoso, sino también sanador. Este ritual, más el resto de trabajo que iba realizando de reencuentro conmigo, fueron instalando y desarrollando todas las cosas que empezaba a valorar, o que sabía que no tenía, pero que quise empezar a agradecerlas de antemano. Agradecía la vida, pues como bien sabemos, solo valoramos lo que tenemos hasta que estamos cerca de perderlo. Agradecí cada nuevo día, porque había entendido que es el regalo más grande que tenemos, poder abrir los ojos y disfrutar cada día. Agradecí mi salud, que ya la había recuperado y estaba en camino a encontrar mi equilibrio. Agradecí mi voz porque es mi instrumento de amor de todo lo que hago en la vida, cantar, comunicar, enseñar y cuestionar. Agradecí mi familia y amigos pues siempre han sido mi apoyo incondicional. De aquí en adelante empezaba a agradecer todo lo que había perdido y necesitaba volver a encontrar y reestablecer dentro de mí.

Agradecí por mi amor, mi tranquilidad, mi paciencia, mi felicidad, las había depositado afuera o en los demás. Estas últimas eran mis nuevos ingredientes, que había descubierto recientemente y que necesitaba afianzar y repasar para dejar plasmados como una nueva conexión cerebral, repitiéndolas una y otra vez hasta borrar la información anterior y darle paso a una nueva realidad. Agradecí mi fortaleza, el pensamiento positivo, la confianza en mí, mi disciplina y agradecí por todo lo bueno que hay hoy para mí. Hoy ya no tengo esos letreros en el baño, tengo otros, y mi ritual de gratitud ha ido evolucionando a la par conmigo, ahora lo hago de memoria y conectada con el corazón, recien levantada, apenas subo la cortina de mi habitación, mirando los árboles, la montaña y el cielo que se ven desde mi ventana, recordando que soy una sola con el resto del universo y sintiéndome privilegiada de tener un día más.

Fichas bibliográficas con frases, palabras o mensajes siempre habrá en mi cuarto o en el baño, porque sé el poder y beneficio que trae estar en una vibración y actitud de agradecimiento con la vida desde el mismo instante en el que abro los ojos cada amanecer. Cuando sucede que necesito una nueva información para aprender a manejar una situación en cualquier área de la vida, no tengo problema en escribir unas frases que me ayuden, que pueda repetir cada día, para desinstalar una información que ya no juega a mi favor, y así empoderarme en una nueva forma de percibir.

Desde hace muchos años soy coleccionista de frases inspiradoras, tengo miles guardadas, son tantas, que anhelo poder organizarlas en algún momento para no dejarlas agrupadas en un disco duro externo y ya.

Intento utilizar un lenguaje positivo, expresarme adecuadamente, sabiendo el inmenso poder de las palabras. Por esta razón tengo una especial atracción por ciertos productos de consumo diario como el café o los huevos que tienen marcas de palabras bonitas o frases que llenan de vida. Mi café favorito es Amor Perfecto, Los huevos de la gallina feliz, u orgánicos que pastorean libres y tranquilas. Las arepas con forma de corazón que indican en el empaque son hechas con mucho amor.

Aprendemos por repetición y nuestras conexiones cerebrales se van afianzando con la información que vamos recibiendo, no importa cómo suceda, entonces permanentemente refuerzo lo positivo y es lo que me mantiene en una alta vibración, en paz. Es la forma como decidí entrenarme, siempre encontrando el mensaje positivo y la posibilidad en todo, sé que no es fácil, pues veo con frecuencia la cara de las personas a mi alrededor como preguntándose en su interior: "¿Pero ¿cómo es que Sandra ve que el sol brilla todos los días cuando yo solo veo el cielo gris?". Y no es que no tenga experiencias negativas, ni a veces necesite un abrazo, por supuesto que las vivo como todos los demás; lo que intento no hacer, es sufrir, porque como dicen por ahí, el dolor es inevitable, pero el sufrimiento es opcional.

Sé que no es fácil de entender, pero porque estamos acostumbrados a que todo tiene que ser complejo, cuando yo le digo a alguien que en la vida siempre hay dos opciones, y que de la decisión que tomemos dependen nuestros resultados, les pongo el ejemplo para comparar, como si un mesero viniera a preguntarnos si queremos té, o café, y yo decido. Así igual de sencillo, yo decido si sufro o no.

También con la experiencia de mis encuentros con pacientes que presentan algún síntoma o diagnóstico, o con personas en apariencia "asintomáticas" pero que al igual que todos, los tenemos, solo que no estamos atentos a escuchar a nuestro cuerpo, o aun peor nos acostumbramos a ellos. Veo cómo cada quién va a su ritmo, tiene su manera y ninguna es mejor que la otra. Quien aún no puede cambiar de percepción y abrirse a un mundo de nuevas posibilidades, lo hará en el momento en el que esté preparado para eso. Lo importante en el camino de sanar es querer hacerlo, tomar responsabilidad por la vida y la salud. Y darnos permiso de conocernos, aceptarnos y amarnos tal cual somos, sin compararnos ni medirnos con nadie más.

En el intercambio delicioso con otro ser humano que decide recibir un apoyo, lo más importante es poder conectar de corazón a corazón, y saber que las dos partes somos aprendices y maestros a la vez. Yo tal vez tenga algún conocimiento más profundo en algún tema que deseo compartir, pero siempre que hay una oportunidad de intercambio estoy ahí presente, y doy todo de mí, y de igual forma recibo y salgo con el corazón inflado de amor, de vida, de felicidad, de reflexiones y aprendizajes que nutren mi vida. Cada persona llega a nuestra vida para algo, y me ha pasado de la manera más desinteresada, que he apoyado a alguien en su proceso de enfermedad, y después de varios meses necesito una persona experta en algún tema empresarial, y resulta que esa persona justo se dedica a eso que yo estoy buscando. Así es este trueque de almas que ponemos los conocimientos y talentos al servicio de la humanidad, la abundancia del universo es infinita y siempre aparece para facilitar los caminos.

Ya sabes, Rec, yo cuestiono todo, y mi trabajo consiste en compartir amorosamente herramientas que les permitan a las personas poder observar desde otro lugar; como bien lo dice la Bioneuroemoción, es permitirse modificar la perspectiva de una misma situación, que provocó algún tipo de estrés, y transformarla en un aprendizaje.

Yo no puedo parar de estudiar, todos los temas me apasionan, desde la Neuroplasticidad del cerebro hasta la Epigenética conductual. De cada clase, cada certificación y cada video, alimento no solo mi conocimiento, sino que nutro mi corazón. Y vivo en constante aprendizaje, pues sé que cuando deje de aprender será cuando ya no esté más en este plano. Y también sé que quién no está en constante aprendizaje termina aburriendo a su cerebro, y este perderá la motivación y probablemente ya no funcione igual.

Diez años después de mi primer acercamiento al mundo de los sueños, en mi camino se vuelve a cruzar una nueva oportunidad de enfrentarme a lo que quiero, esta vez de la mano de un programa llamado Lifebook, de los esposos Jon y Missy Butcher. Pude trabajar doce áreas de la vida, y debo admitir que me costó mucho trabajo en varias de ellas, saber en realidad lo que quería, y no solo eso, debía encontrar primero mis creencias, lo que es importante para mí, y describir mis deseos; luego pasar a preguntarme, por qué eso es tan importante y así poder definir una estrategia y lo necesario para conseguirlo. Las doce áreas son: mi salud, mi vida intelectual, mi vida emocional, mi carácter, mi vida espiritual, mi relación de pareja, mi rol como madre, mi vida social, mis negocios, mi vida financiera, mi carrera, mi calidad de vida y mi visión de vida. Fue un trabajo profundo e intenso que, acompañado de imágenes para reforzar el poder de la visualización, le han dado un sentido más poderoso a mi camino. Una cosa es querer la salud, pero otra muy diferente es qué hacemos para lograrlo. Yo puedo ir a un restaurante y leer el menú, pero solo si tomo acción, decido y actúo, puedo comer lo que quiero. De igual forma ocurre en la vida, no basta con querer. Los sueños se hacen realidad, pero no como por arte de magia. Es preciso organizarse, cuadrar un horario y tomar todos los días pequeñas decisiones y acciones, que nos llevarán a grandes satisfacciones.

La admiración que siento por algunas personas no es gratuita. Bien sabemos, querido Rec, que un deportista de alto nivel ha entrenado y trabajado desde muy pequeño, por muchos años para estar donde está. En el área que sea, quien obtiene resultados es porque hace algo. Y como dice Tony Robbins, otro mentor de camino: "Todos podemos hacer cualquier cosa que decidamos, siempre y cuando encontremos a quien modelar y aprender de su experiencia". Es una de las técnicas de la programación neurolingüística. Yo puedo copiar comportamientos o apropiarme de estrategias para lograr los mismos resultados que otros ya han alcanzado. No podemos pretender igualar los talentos naturales, pero sí la manera de lograr resultados.

De ahí que, consciente o inconscientemente, modelamos a quienes tenemos como referencia, en el caso de los niños a sus padres, y saber que los niños aprenden más del ejemplo que de lo que se les dice, nos pone en el privilegio de ser modelo y ejemplo para nuestros hijos en todas las áreas de la vida. El ser padres de familia es otro de esos temas que damos por sentado. Muy pocos nos preocupamos por buscar orientación, por aprender, por tener a la mano estrategias y herramientas para saber manejar las situaciones que se puedan presentar.

En los diez años que trabajé como profesora de preescolar, fui testigo de los errores que estamos cometiendo, como la indiferencia a la hora de estar presentes y compensar esa ausencia con cosas materiales. En algún momento me escudé en estas realidades que veía a diario para dejar de lado la idea de tener hijos, recuerdo que siempre contestaba que los papás no se daban cuenta del daño que le hacía a los hijos y los traumas que les provocaban; y como yo sí me iba a dar cuenta cuando eso ocurriera, prefería no meterme en esa responsabilidad tan grande y terminar por sentirme miserable, sabiendo el daño que había ocasionado. Después, por cuestiones de mis tratamientos médicos, me fui alejando y desligando aún más de esa posibilidad. Fue hasta hace poco que pude comprender para qué había estudiado preescolar, y la razón no es otra más, que mi labor como acompañante en la toma de conciencia y sanación, que tiene como objetivo sanar al niño interior, que viene, por lo general, opacándose y cargando con una cantidad de características y definiciones que no le pertenecen, y que a través de los años, lo alejan de quien realmente es, de disfrutar la vida, de asombrarse, de divertirse y ser feliz. Mi función es hacer que esos niños vuelvan a conectar con su esencia y con su amor propio, suelten las cargas, cuestionen lo aprendido y decidan si eso funciona para ellos o no. Y vuelvan a reír, a divertirse, a ver el mundo con asombro, y a ser lo que vinieron a compartir a este mundo. Yo no hago nada por nadie, yo apoyo a los demás para que cada quien pueda observar desde otro lugar y pueda aceptar las experiencias como aprendizajes. Cada quien hace el trabajo que le corresponde, para llegar al de perdonarse a sí mismo por haber atraído esas experiencias a la vida, por consiguiente, no hay a nadie más a quién perdonar. Y ahí es cuando ocurre la sanación profunda y la paz en el corazón.

Con la manera de pensar, las palabras que utilizo, las pequeñas decisiones diarias que me acercan a conseguir mis sueños, con la gratitud y todo el resto de los rituales de la mañana, garantizo un estado y una vibración que hacen que cada día de mi vida sea algo especial. De lo ordinario algo extraordinario. Es mi decisión.

Un abrazo, mi querido Recnac.

Carta número diez

La vida es un enigma total, querido Recnac, cada experiencia, cada persona, llega en el momento que es y juega un papel importante. Todo tiene un sentido y un para qué, y si decidimos estar conscientes de las pistas que van surgiendo, siempre presentes, aceptando las cosas con la certeza de que todo ocurre como debe ser y con el fin de hacernos mejores seres humanos, la aventura toma matices mucho más apetecibles.

Algunas veces he escuchado a las personas decir: "¿Quiere hacer reír a Dios? Cuéntele sus planes", y sin tener nada que ver con religión, si veo con frecuencia que la vida nos va llevando por donde mejor nos conviene, así nosotros no estemos enterados.

Te voy a contar otra historia muy importante para mí, Rec.

En la semana del 31 de octubre al 6 de noviembre de 2016, tuve unos días muy raros. Por lo general tengo muy buena salud, solo que durante cada uno de esos días presenté un síntoma diferente, que no continuaba al día siguiente, nada grave, no pasé de tener un día fiebre, al otro dolor de barriga, después escalofrío, o dolor de cabeza, pero fue así, por varios días, sin una secuencia lógica.

Todo esto me hizo llegar a pensar que había sido víctima del chicunguña o el sika.

Ya para el domingo me sentí mucho mejor, pero al salir de la ducha tuve una sensación incómoda, como de necesitar más aire, lo que provocó que tuviera que recostar mi espalda contra una de las paredes por un momento, mientras volvía a incorporarme. Ahí sí tengo que reconocer que me asusté. Pensé en hacerme unos exámenes para confirmar que todo en mi salud estuviera bien. Como te dije, era domingo, no había médico que pudiera darme una orden ese día, entonces pensé en hacerme una prueba de embarazo de droguería, pero solo para ir adelantando los procesos y que el médico ya supiera que de eso nos despreocupábamos.

En ese momento tenía cuarenta y tres años, y recordé que antes de iniciar el tratamiento de quimioterapia, me habían dicho: "Si usted no congela sus óvulos antes de iniciar la quimioterapia y la radioterapia, no va a poder tener hijos." A lo que el mismo doctor del centro de fertilidad añadió: "Yo de usted centraría mi atención y energía en lo que en este momento es más importante, de qué nos sirven los óvulos congelados si usted no va a estar." Yo le agradecí y me centré en mí, en recuperar la salud y casi que desde ese mismo instante arranqué el capítulo de la maternidad de mi historia de vida.

El resultado de la prueba de embarazo dio positivo. Lo único que pensé fue que estaba vencida o dañada, no solo hacía doce años había cerrado esa posibilidad, sino que, además por temas hormonales posteriores al tratamiento, estaban prohibidas las pastillas anticonceptivas, razón por la cual reafirmé, con el paso de los años, que la maternidad era un asunto para otras mujeres. Cuando el lunes fui temprano a tomarme los exámenes de sangre, todavía mi lógica descartaba el ser mamá como una posibilidad.

A las cinco de la tarde revisé mi correo y efectivamente, querido Rec, decía: POSITIVO. Ahí todavía alcancé a pensar, seguro se confundieron y me entregaron los exámenes de otra mujer. Pero cuando llamé y me asuguraron que eran los míos, reaccioné, y el mar de emociones no se dejó contener. Pasaba de la duda, la incertidumbre, y el miedo, a la sensación de amor más grande, de goce y felicidad. No podía creer, que a mis cuarenta y tres años, esto pudiera estar pasando. Pedí una cita urgente con mi ginecólogo porque, aunque la noticia era deliciosa, con tanto antecedente, y sobre todo con la cirugía en el útero que me había realizado el año anterior, era mejor hacer las cosas bien y estar seguros de que todo estaba en orden.

Como en muchas de las experiencias de la vida, nuestros referentes son cinematográficos, y sí, en las películas vi muchas veces el momento en el que el ecógrafo muestra un puntico en medio de unas ondas oscuras que se mueven, que el doctor ve a la perfección, pero uno no entiende, y sí, ese puntico es de lejos el amor más grande que una madre pueda experimentar. El mío fue de asombro absoluto, hay un ser dentro de mí, que en unos meses saldrá de aquí para fundirnos en el amor más puro, pensé.

Me repetí por varios días si todo eso estaba sucediendo realmente o era producto de mi imaginación.

Cuando salí del ginecólogo, al mostrarle la orden a la secretaria para que me autorizaran varios exámenes, supe que este nuevo ser venía a irradiar amor. Ella leyó la orden, giró su cara hacia mí y conmovida hasta las lágrimas, dijo: "¿Señora Sandra, usted está embarazada? Mi sonrisa de felicidad pura fue la respuesta que ella necesitaba y saltó de su silla a abrazarme y a expresarme sus mejores deseos para esta nueva etapa de la vida.

Por supuesto, a mi edad y con los antecedentes, a lo mejor me hacía acreedora al rótulo más grande de paciente de "alto riesgo". Desde ese momento empecé a aplicar todo lo que ya por fortuna conocía sobre el poder de las palabras, la mente y la actitud. Me dije: "Yo no soy ninguna paciente de alto riesgo, lo voy a llamar paciente de mayor observación. Y con solo eso, acompañado de otras estrategias más, tuve un embarazo y parto natural perfectos. Sin mayor molestia y sin contratiempos.

Recuerdo ver en un canal de televisión, cómo las mamíferas daban a luz y seguían la vida con toda naturalidad. Vi cómo una elefanta daba a luz, una jirafa paría a su cría, y seguían caminando de la manera más tranquila. Ahí decidí y declaré comportarme como mamífera y vivir esta experiencia sin informaciones o programaciones previas y así gozarme cada instante del camino. Esta noticia a su paso sólo despertaba, por un lado, la sorpresa y hasta desconcierto de algunos médicos, y por otro lado las emociones de amor más profundas entre los cercanos y no tan cercanos. Esperé que pasaran los tres meses, entre varios exámenes para ver que todo estuviera bien. Y llegó el día de contar la noticia a mi familia. El tiempo de espera me sirvió para ir encontrando un nombre, y para ir viendo opciones de decoración de su cuarto. Así es que compré un par de animales del mar, y en el reverso de la caja escribí una nota que decía:

Tito y Tita:

¿Por favor, me guardan este tiburón hasta junio del año entrante?

Los quiere mucho,

Nicolás.

Hice uno para mis papás y otro para mi hermano y María Eugenia, su esposa. Lo entregué al finalizar la celebración de cumpleaños de mi papá, el 17 de diciembre de 2016, en un restaurante que, a esa hora ya por fortuna, se encontraba casi desocupado. Mi mamá, mi papá y mi hermano, leyeron la nota, pero no entendieron nada, y mi cuñada sí leyó, no se aguantó y gritó, "¡Nenita, estás embarazada!" y entre lágrimas todos nos abrazamos, especialmente con mi mamá, quien se encontraba conmigo en el momento en el que uno de los médicos había dicho que, si no congelaba los óvulos, eso no iba a ser posible.

El nombre que nos va a acompañar toda la vida es muy importante. Y más importancia adquirió después de estudiar la Bioneuroemoción, y ver cómo solo con el nombre, podemos sumarle cargas a una persona. Nicolás. Ese fue el nombre que escogí. Supe que quería decir: "Victoria ante la vida" y esa es la frase que mejor describe la aparición de este tesoro de amor puro.

Si mi vida ya hace varios años había encontrado sentido, equilibrio, amor y felicidad, Nicolás llegó a inyectarle aún más de todos estos ingredientes.

Me gocé cada día del embarazo, y me divertí mucho con los antojos, pues me provocaban cosas que comía muchos años atrás, de onces, cuando llegaba del colegio, como Milo con sánduche de queso. El otro antojo era cerveza, sí, Rec, no me gusta la cerveza, salvo que sea junto a una piscina y a treinta grados centígrados, pero la sola idea de un sorbito de cerveza fría era lo más gratificante que podía recibir.

Cuando Nico cumplió tres meses, y ya no necesitaba dormir al tiempo con él durante el día, me quedé sin plan, y entonces pensé que era el momento de, poco a poco, activar los proyectos que se habían quedado en pausa mientras nutría el vínculo, para llenarlo de amor, abrazos y caricias. Mis proyectos suspendidos eran terminar la grabación de mi cuarto trabajo discográfico y volver a reactivar los programas Mejorarte y Conectarte. Lo que no rondaba siquiera en mi imaginación, era que Nicolás además llegaba a impulsar otro de mis grandes sueños que estaba archivado desde hacía muchos años.

Desde que inicié mi proceso de sanación, había escrito mucho, sobre varios temas que me surgían, pero nunca encontraba la forma de organizar estas páginas y entonces dejaba de escribir. Yo solo pensaba que para que alguien me pudiera ayudar en ese proceso, necesitaba tener el mamotreto de hojas como el que muestran en las películas, y como estaba lejos de eso, más grande fue mi sorpresa al leer en las redes sociales, que existía una mujer, escritora, ganadora de varios premios, dedicada a su pasión que era apoyar a las personas que quisieran escribir un libro o contar una historia. Volví a leer, y de inmediato la contacté. Aprendizajes, constantes aprendizajes, siempre hay una posibilidad, solamente hay que buscarla, y tomar acción. Alcancé a pensar que ese no era el momento para iniciar el proceso de escritura, Nicolás tenía tres meses, a qué hora pensaba escribir, pero por fortuna pude callar mi autosabotaje e inicié este maravilloso proceso, íntimo, profundo y cargado de amor.

Amor es el sentimiento que se potencializa al ser mamá, por supuesto que la vida cambia, pero como siempre, de acuerdo con la actitud y con la manera de experimentarlo, así es el resultado.

Durante el embarazo fueron múltiples los comentarios negativos que recibí: "Uy... no sabe lo que le espera, "Aproveche y duerma, porque ya nunca más va a poder", "Es pesadísimo y dificilísimo", "Se le acabó su vida".

Yo por convicción y por salud ya hace mucho tiempo que no juzgo, pero sí me cuestiono, qué realidad vivirán estas personas para que sea eso lo que tienen que expresar sobre la maternidad. Solo recibí un comentario bonito de una mujer que conocí en un almuerzo, ella me dijo: "Es tan grande el amor, que todo lo vas a hacer feliz". Y como esas palabras sí resonaron conmigo fue lo que decidí, y me he disfrutado todo, porque lo acepto como parte esencial de la vida y lo hago con todo el amor que hay en mi corazón.

Mis días trascurren en total normalidad, porque desde que Nico cumplió un mes, ya me permití dar unas salidas a caminar, a tomar un café, para no perder mi conexión y mis espacios, tan necesarios para mantener el equilibrio. Me repetía: "Solo si yo estoy bien, puedo estar bien para Nico y para los demás", y como hace mucho tiempo el qué dirán y las culpas ya no hacen parte de mi realidad, pude trabajar a conciencia el mantener esa armonía y equilibrio. Por supuesto, esto no sería posible si no contara con el apoyo de una mujer extraordinaria, que es otro miembro de nuestra familia, a Lina la conozco hace muchos años, y no solo es mi mano derecha en todo lo de la casa, sino que además le tengo la confianza absoluta de dejarle a Nico mientras yo sigo con la vida a ratos, pues también he querido compartir mucho tiempo con él, en este primer año de vida.

Cuando se trabaja desde la casa, haces de gerente y hasta de mensajero, todo se intensifica y se necesita autodisciplina y mucha organización para que las cosas funcionen. Entre los proyectos nuevos, el constante aprendizaje que no me puede faltar, y el nuevo rol de ser mamá, mis días transcurren en paz y armonía. Ningún día es igual, eso me encanta, puedo diseñar cada día como quiero, a veces hay pacientes o clientes, a veces estoy en el estudio de grabación, a veces estoy estudiando, a veces estoy escribiendo, a veces haciendo vueltas, y si es mi espacio con Nico, ahí estoy presente, conectada y feliz.

Me gusta estar en casa, disfruto mucho leer, escuchar música o ver una buena serie. Cada etapa de la vida, pienso yo, debe ser vivida como es, los problemas se presentan cuando decidimos alterar el curso normal de las cosas. Por ahora mi prioridad es Nicolás, pero sin dejar de lado mi vida y mis proyectos. De igual forma no me he perdido de ningún plan que nutra a mi vida, todo se organiza, pero por supuesto prefiero estar en casa por las noches. A medida que la vida vaya pasando, entraremos en etapas diferentes, y a cada una intentaremos extraerle lo mejor. Siempre desde el asombro y permitiendo la percepción a través de los sentidos, con las ganas de no pernos nada y crecer.

Uno de los maridajes más deliciosos de la vida, es la combinación de un exquisito café y un buen libro. Por estos días, Rec, tengo el privilegio de poder ir a trabajar a un lugar mágico. Tan solo camino unas cinco cuadras desde mi apartamento y llego a una vitrina de puerta transparente, con un letrero de Empuje, entonces apoyo casi todo el peso de mi lado izquierdo para abrirla, de inmediato llega la recompensa. Es ese olor inconfundible del papel, los colores y tamaños interminables de un sinnúmero de libros, tan bien organizados que provoca visitar cada rincón. Además, soy tan de buenas, que en esta ocasión, si sigo unos corazones rojos que están pegados en el piso, que van dirigiendo un camino, primero hacia la izquierda, luego a la derecha, y de ahí por un pasillo hasta el fondo, llego a un cafecito, no solo acogedor sino que para mi gusto, el más rico de todos. El aroma de un café que por momentos se entremezcla con el olor a papel de los libros, para ofrecerme una experiencia de creatividad intensa y horas de trabajo muy placenteras.

Con esta sensación que despierta todos mis sentidos, y también con algo de nostalgia, desde aquí, querido Recnac, he decidido terminar de escribirte esta, mi última carta. Jamás le habría creído a nadie que hubiera venido a decirme en ese entonces, que conocerte iba a ser una de las experiencias más enriquecedoras de mi vida. Si tan solo hago memoria de la primera vez que pronuncié tu nombre, y vuelvo a recordar el miedo, la tristeza y la impotencia. Es más, hay algunos que ni siquiera se atreven a llamarte por tu nombre. Pero día a día, al ir conociendo más sobre ti, al ir entendiendo no por qué, sino para qué habías aparecido en mi camino, fui transformando ese cuadro oscuro y casi siniestro, por un espacio donde había cada vez más lugar para la luz, el color y la esperanza.

Eres un mensajero de amor propio y de vida realmente vivida.

Encontrarme contigo en el camino es una experiencia que, sin duda, necesitaba, porque no tenía ni el conocimiento ni las herramientas que tengo ahora; por consiguiente, de alguna manera necesitaba poder despertar. Y no quiero borrar nada de lo que he vivido, porque no puedo más que sentir infinita gratitud hacia ti, llegaste y me estampillaste contra la pared, sí, algo muy fuerte, pero también urgente.

Recnac, apareciste para obligarme a poner mi vida en pausa, para poder entender a conciencia lo que significa estar viva. Para desempolvar mi corazón y tener la oportunidad de llenarlo de amor propio, de valor, de compasión, de gratitud. Para limpiar mi interior, desmontar las cargas, soltar el control y los apegos, y de esta manera permitir que la luz volviera a irradiar de adentro hacia afuera. Solo al transitar el camino contigo, supe la fortaleza de la que disponía, el valor, el coraje y la resiliencia al enfrentar cada reto.

Gracias a mi experiencia contigo he vuelto a la vida, pero esta vez a disfrutarla y vivirla de verdad. Gracias a tus aprendizajes hoy soy la mujer que soy, vivo en paz, amor, felicidad. Y estos estados los he integrado como parte de mi esencia. Y trato en lo posible de no permitir que nada que surja en el exterior los perturbe. Gracias a mi encuentro contigo recobré la coherencia, soy la primera en mi lista, aprendí a poner límites, a decir no, y también a expresar mis sentimientos y necesidades. Gracias a la curiosidad y a las ganas de aprender que despertaste en mí, funciono sorprendiendo a mi sistema inmunológico para que permanezca fuerte, y en constante aprendizaje para que mi cerebro no se aburra. Gracias a ti estoy muy pendiente del ambiente que me rodea, en casa, en donde trabajo, y en dónde como, siempre sabiendo que de todo lo que me rodea, personas y lugares, mis células reciben información. Gracias a este despertar, mantengo mi equilibrio, desde la manera como respiro, la meditación y la visualización, hasta lo que decido darle de alimento a mi cuerpo. Gracias a sanar mi niña interior, me divierto, rio y mi sonrisa muy rara vez está ausente. Gracias a la oportunidad de volver a empezar decido las experiencias que suman a mi salud, caminar es mi medio de transporte y bailar bombea mi alma de emoción. Gracias al haberte conocido, soy inmensamente feliz, y agradezco cada oportunidad de vida en el instante mismo en el que abro los ojos cada mañana y sé que existo, y puedo volver a percibir desde cada sentido un día más de vida. Gracias a toda la reflexión y aprendizaje, pude dedicarme a la pasión de mi vida que es cantar, y aún mejor, a través de mi música, encontrar un propósito mayor en mi camino, utilizando mi voz para conectar y expresar, y a la vez ser instrumento de paz, amor, inspiración, transformación, y acompañante en la toma de conciencia y sanación.

Puedo describirte como una presencia sin forma definida, pero te puedo ver. No tienes un contorno exacto. Eres como el fuego de una chimenea. Tus movimientos se avivan y se apagan, suben y bajan, vienen y van. Vas dejando una estela de luz. Estás siempre cerca. Tienes conciencia. No te escucho la voz, pero sé que me hablas. Te expresas de alguna forma, me acompañas, eres mi cómplice, es más, eres como de la familia, eres mi amigo. Estás sonriente, siempre celebras todo conmigo. También te percibo como una sombra, como una bruma en el espacio sideral con destellos de varios colores entre los que predominan el azul, el verde, el morado y el plateado. Eres mi sabio interior, mi propia conciencia, mi conexión con la unidad del universo que somos todos.

Mi esperanza es que dejemos pronto de ser una especie que funda el valor de su vida en lo que hace y lo que tiene, para centrarnos profundamente en nuestro valor interior, y podamos llamarnos realmente

SERES humanos. Estoy segura de que así ya no tendrías tanto trabajo, querido Cáncer. Así es como te conocen todos, pero yo decidí darle la vuelta a tu nombre, como decidí también darle la vuelta a toda la experiencia que viví junto a ti, mi querido Recnac.

Gracias por ser mi maestro y por mostrarme lo importante de la vida. Te dejo con la que, a lo mejor, fue la primera carta que te escribí hace once años, la canción que me condujo por este camino maravilloso que desde entonces ha sido mi vida. Como sabes, en esa canción te despido sin mayor afecto, pero estoy segura de que si uno le puede desear el bien al otro, con seguridad es porque aprecia y agradece su presencia.

En la canción ya se ven unas pinceladas de la reflexión y el cambio en mi vida, pero sin duda, año tras año y experiencia tras experiencia mi gratitud hacia ti sigue creciendo.

"Yo siento mucho tener que hablarle de esta manera,
está muy claro que yo no le pedí que viniera,
pude darme cuenta, yo ya aprendí, ya vi cómo era,
pa' completar ya se está acercando la primavera.

La Fuerza Dentro

Vino, se instaló mi vida truncó dígame hasta cuándo,

ya no más tristezas y menos penas ni malos ratos,

tardé en comprender y al fin pude ver todo lo que valgo,

estas cosas pasan la vida es así, no era para tanto.

Que te vaya bien quédate bien lejos que nunca regreses

la vida cambió ya pasó el diluvio mira que amanece.

Que te vaya bien llévate contigo todo el sufrimiento,

yo me quedo aquí buscando el camino de los buenos vientos.

Tardé en comprender,

que se había perdido el sabor,

dando vueltas sin dirección,

no conduce a nada.

Puedo prometer,

que ahora sé para dónde voy,

nueva vida mucha ilusión,

de tristezas nada, no conduce a nada, de tristezas nada.

Que te vaya bien quédate bien lejos que nunca regreses,

la vida cambió ya pasó el diluvio mira que amanece.

Que te vaya bien llévate contigo todo el sufrimiento

yo me quedo aquí buscando el camino de los buenos vientos"

Gracias, mil veces gracias, mi querido Recnac.

Agradecimientos

Las sincronías de la vida cruzaron mi camino con el de una mujer muy especial, quien fue la encargada de orientarme en todo este preceso de terminar mi libro, cumpliendo otro sueño que venía dando pasos desde hace doce años. Gracias, Sonia Ramón, por tu talento, tu cariño y amistad.

Gracias a mi familia por todo el amor y el apoyo permanente.

Gracias a mis cómplices y partners de vida que tanto suman y nutren mi existencia. Ander Garmendia, Arturo Tovar, Roberto Martínez, Juanita Andrade y Julia Baquero.

Gracias Juan Fernando Santos, por tu amistad y por tu increíble talento plasmado en cada detalle del diseño de este libro y en todos los proyectos a lo largo de la vida.

Gracias, Santiago Rojas, por tu amor y por permitirme ir siempre de tu mano en este camino.

Gracias, mi Nico, por haber llegado a iluminar mi corazón y por dejarme espacios en medio de tus siestas para terminar de escribir estas cartas del alma.

Sandra Jaramillo

Educadora, compositora y cantante colombiana nacida en la ciudad de Bogotá. En sus inicios (1998-1999) fue telonera de Armando Manzanero y Joan Manuel Serrat. Cuenta con tres producciones musicales en el mercado, *Mejores Tiempos Vendrán* (2003), *Que te vaya bien* (2008) y *De todos los amores* (2012). En el momento se encuentra lanzando su cuarta producción llamada *La Fuerza Dentro* (2020).

Es coach personal de vida desde el 2013 y coach en salud desde el 2015, también se ha formado en "La ciencia de la felicidad" de la Universidad de Berkley (2012), "Mindfulness para el manejo de estrés" de la Universidad de Massachusetts (2013), en "Mentoría Integral" (2014), "Fundamentos de la Bioneuro–emoción", del Instituto de Enric Corbera (2015), "Terapeuta cognitivo conductual" en The Academy of Modern applied Psychology (2019).

Ha participado en más de cuarenta programas en Mindvalley Academy (2016-2020) de temas relacionados con el crecimiento personal, espiritual, la salud y el bienestar, la meditación, el equilibrio y la armonía. De igual manera el programa de nutrición natural consciente Wildfit, (2018).

Es la creadora de los programas Mejorarte (salud), Conectarte (prevención) y Cuidarte (educación), donde comparte con sus alumnos herramientas para entrenar la mente, generar salud y mantener el equilibrio en la vida, a través de sus clases, talleres, seminarios y conferencias. Transformando la adversidad en oportunidad, posibilidad y felicidad, experimentando el arte de estar siempre mejor.

Más en www.sandrajaramillo.com

9 798653 016912